100 מתכוני סומטי
דטוקס

סמך מתכונים לשייקים שיעוזר לך
גמילה, לרדת במשקל, לצבור אנרגיה
ולהתחיל את חייה הבריאים שלך

רמיאל ברדוגו

רבחמה, וקריאת ספר אלקטרוני זה אל תבטיח שהתוצאות של
האדם ישקפו בדיוק את התוצאות של המחבר. מחבר הספר
האלקטרוני עשה את כל המאמצים הסבירים לספק מידע עדכני
ומדויק עבור קוראי הספר האלקטרוני. המחבר ושותפיו לא ישאו
באחריות לכל טעות או השמטות לא מכוונות שתימצא. החומר
בספר האלקטרוני עשוי לכלול מידע של צדדים שלישיים.
חומרים של צד שלישי מורכבים מדעות שהובעו על ידי בעליהם.
ככזה, מחבר הספר האלקטרוני אינו נוקח על עצמו אחריות או
חבות לכל חומר או דעה של צד שלישי. בין אם בגלל התקדמות
האינטרנט, או השינויים הבלתי צפויים במדיניות החברה
ובהנחיות הגשת העריכה, מה שנאמר כעובדה בזמן כתיבת
שורות אלה עשוי להיות מיושן או בלתי ישים מאוחר יותר.

הספר האלקטרוני הוא זכויות יוצרים © 2022 עם כל הזכויות
שמורות. זה לא חוקי להפיץ מחדש, להעתיק או ליצור עבודה
נגזרת מהספר האלקטרוני הזה כולו או חלקו. אין לשכפל או
לשדר כל חלק מהודח זה בכל צורה השהיא, ללא אישור מפורש
וחתום מהמחבר.

תוכן העניינים

מבוא

?הלימג הז המ

םירביאה תא םג ומכ םייעמה יוקינ םצעב אוה םילער יוקינ
.הנוזת יוניש ידי לע םיימינפה

תכרעמ שי ךוגל .םוי לכ יעבט ןפואב םילער יוקינ ונלש ךוגה
,העיז , האוצ ,ןתש ידי לע - ךרה אלל תלעופש ולשמ יוקינ
.ןמזה לכ םילער םיאיצומ ונא ,ונלש המישנה םעו

םג ךא ,ןוזמ יפסותו םילקימיכ ,םוהיזמ םילער םיטלוק ונא
ומצעמ םרגנ רתויב עורגה םוהיזה לבא .קבטו תופורתמ
ןוזמה .ונל םיבוט םניאש ןוזמ יבוליש וא דופ קנא'ג תליכאמ
רשפאמש המ ,בקריהל ול םרוגש המ ,יעמב לכועמ אל ראשנ
לע דיבכמ אוה .יעמה ןפוד ךרד םדה םרזל טשפתהל םילערל
תא תוקנלו םילערמ ונתוא תוקנל םדיקפתש ,דבכהו תוילכה
.וללה םירמוחה

רסוח םישחרתמ ,םיסחדנ םיימינפה םירביאהו םייעמה רשאכ
,םיפייע ,םילדלודמ שיגרהל םילולע םתאו ךוגב םינוש ןוזיא
םילפטמ ,םיבר םירקמב .הניש ידודנמ לובסלו םיקרפמ םיבאוכ
,הנחבא תעיבק ינפל הלימג הליחת עצבל םיצילממ םייתנוזת
.תיתימאה היעבה יהמ תוארל לקהל ידכ קר

?ףוגה יוקינ/םילער יוקינ המל

תפירשמ קחרה היגרנא ריבעמ אוה ,םילערב סומע ףוגה רשאכ םילימב .ףוגה תא תוקנל ידכ רתוי השק דובעל ידכ תוירולק .תוירולק ףורשל היגרנאה תא ןיא ףוגל ,תורחא

שמתשהל ןתינ ,םילערמ תוליעיב רטפנ ףוגה רשאכ ,תאז םע .ןמוש תפירשל היגרנאב

דלש ףוגהש חיטבהל ידכ םילערמ דפוג תא קלסל דילע הליחת לכוא התאש ןוזמב רתויב בוטה םירמוחה ףוליח תא עצבל לכוי .לקשמב היילעל איבמש המ ,תפדוע תלוספ ריאשהל ילבמ

!הזב םירזוע דואמ םיקייש

קריטריונים לשיפוט גמילה נהדר

A . זה צריך להיראות מדהים: אנחנו אוכלים קודם בכל עם
העיניים, ואף לא זהה רוצה לשתות משהו ושניהא ה
כמו מי ביצה!

B . זה צריך להיות טעים להפליא

C . זה צריך להיות פתוח בחומרים מזינים עם מרכיבים
מהדהים.

םיקייש יוקינ םיליחתמל

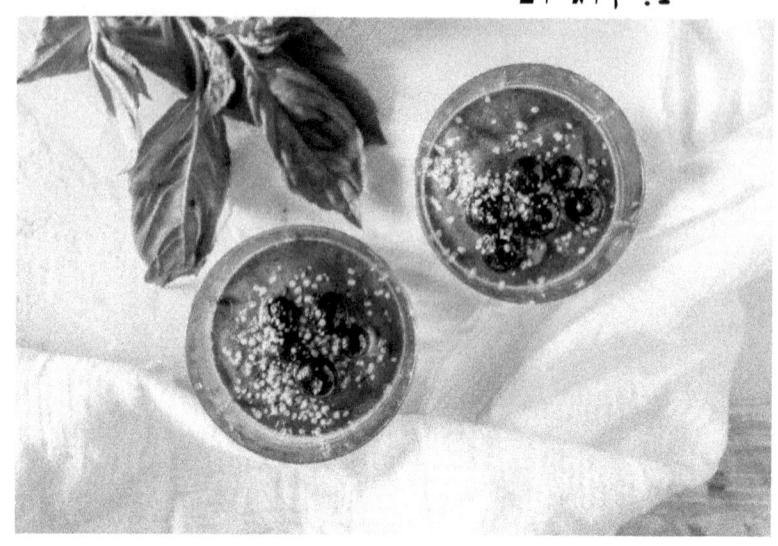

:רכיבים

- 3 חופנים תרד
- 2 כוסות מים
- 1 תפוח, בליעה, חותך לברעים
- 1 כוס מנגו וקפוא
- 1 כוס תותים קפואים
- 1 חופן ונבע קפואים או טריים לל אלל גרעיניס
- 1 בחליט סטיביה (מוסיפים ועד כדי להמתיק, אם צריך)
- 2 כפות זרעי פשתן טחונים
- אופציונלי: 1 כף אבקת חלבון

הוראות הגשה:

a) עלים ירוקי עלים מניחים קורי סימ ומים לתוך הבלנדר ומערבבים עד לקבלת מרקם דמוי מיץ ירוק.

b) עוצרים את הבלנדר ומוסיפים את שאר החומרים. מערבבים עד לקבלת מרק.

11

2. חופת תות

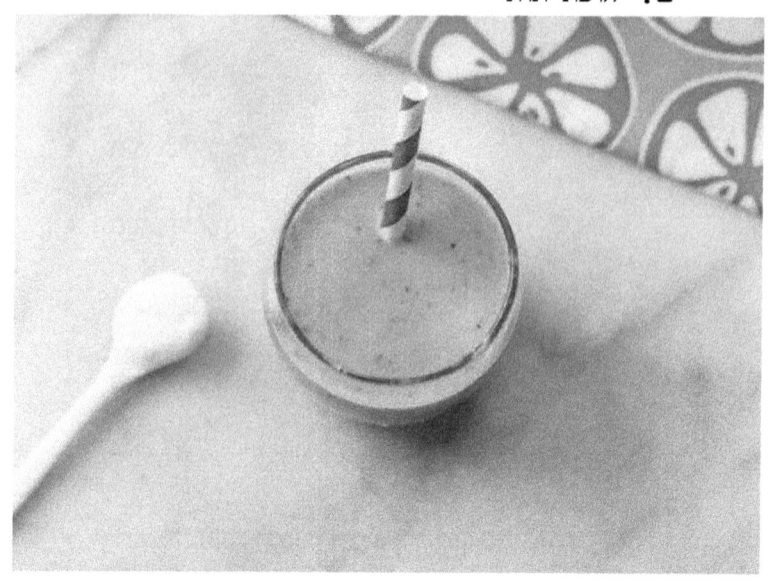

רכיבים:

- 3 חופנים רקותי תערובת אביב
- 2 כוסות מים
- 1 בננה, קלופה
- 2 תפוחים מגרוגים, חתוכים לרבעים
- 1 $\frac{1}{2}$ כוסות תותי מיתות קפואים
- 2 בחילות סטיבה (מוסיפים עוד כדי להמתיק, אם צריך)
- 2 כפות זרעי פשתן טחונים
- אופציונלי: כף 1 אבקת חלבון

הוראות הגשה:

a) מניחים עליס רוקים מים לתוך הבלנדר ומערבבים עד
לקבלת מרקם דמוי מיץ ירוק.

b) עוצרים את הבלנדר ומוסיפים את שאר החומרים.
מערבבים עד לקבלת מרק.

13

3 .‏ ירב חופת

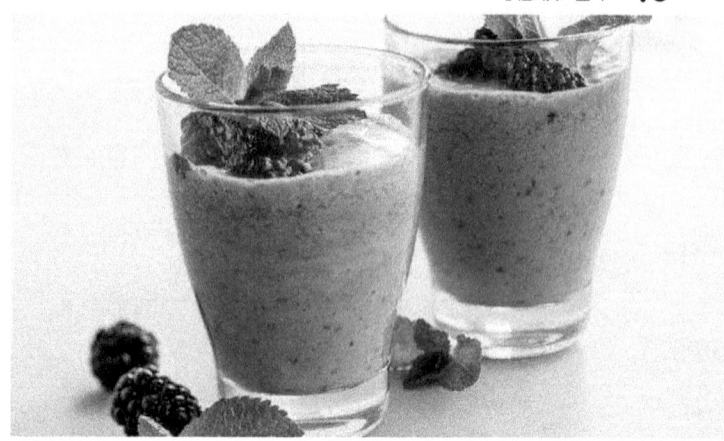

רכיבים:

- 1 חופן ירקות תערובת אביב
- 2 חופנים דרת
- 2 כוסות מים
- $1\frac{1}{2}$ כוסות אומכניות קפואות
- 1 בצלן, קלופה
- 1 תפוח, מגורע ורבע
- 1 חביל סטיביה
- 2 כפות זרעי פשתן טחונים
- אופציונלי: 1 כף אבקת חלבון

הוראות הגשה:

a) מניחים עלי מילה וירוקים ומים לתוך הבלנדר ומערבבים עד
לקבלת מרקם דומה למיץ ירוק.

b) עוצרים את הבלנדר ומוסיפים את שאר החומרים.
מערבבים עד לקבלת מרק.

15

4. ברי פיצ'י

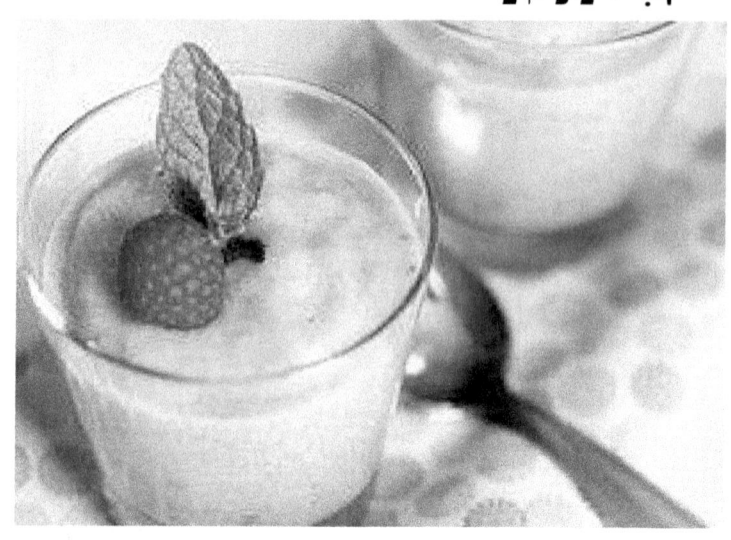

:רכיבים

- לייק חופנים 2
- תרד וחופ 1
- מים כוסות 2
- תפוחים מגורעים, תחוכים לברעים 2
- כוסות אפרסקים קפואים $1\frac{1}{2}$
- כוסות פירות ירע מעורבים קפואים $1\frac{1}{2}$
- חביליות סטיבה 2
- כפות זרעי פשתן טחונים 2
- כף אבקת חלבון 1

הוראות הגשה:

(a)   מניחים עלי עלים ירוקי מים וכול הבלנדר ומערבבים עד
.לקבלת מרקם דמוי מיץ ירוק

(b)   עוצרים את הבלנדר ומוסיפים את שאר החומרים.
.מערבבים עד לקבלת מרק

17

5. אפרסק ברי תרד

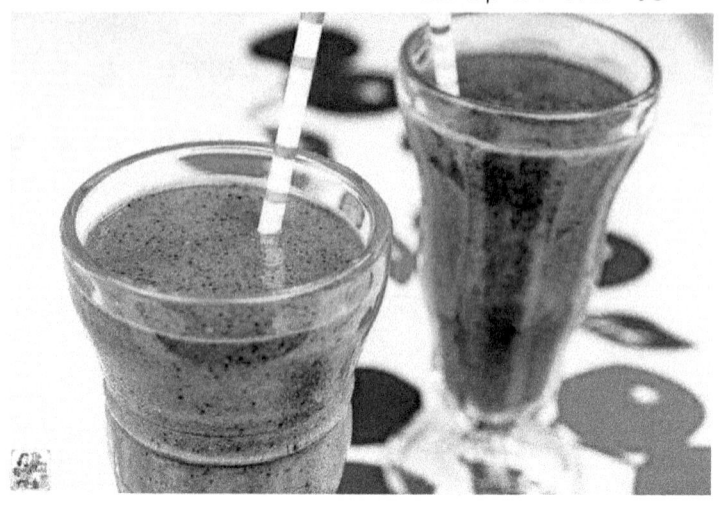

רכיבים:

- 3 חופנים תרד

- 2 כוסות מים

- 1 כוס אפרסקים קפואים

- 1 חופן נבט טריים או א קפואים ללא גרעינים $\frac{1}{2}$ כוסות אוכמניות

- 3 בחליתו סטיבי להמתקה

- 2 כפות זרעי פשתן טחונים

- אופציונלי: 1 כף אבקת חלבון

הוראות הגשה:

a)	מניחים את התרד והמים בבלנדר ומערבבים עד לקבלת תערובת חלקה. עוצרים את הבלנדר ומוסיפים את שאר המרכיבים. דומים מים קורי עוצרים את הבלנדר ומוסיפים את המרכיבים. דומים מים קורי שאר החומרים.

b)	מערבבים עד לקבלת מרק.

19

6. סננא דרת

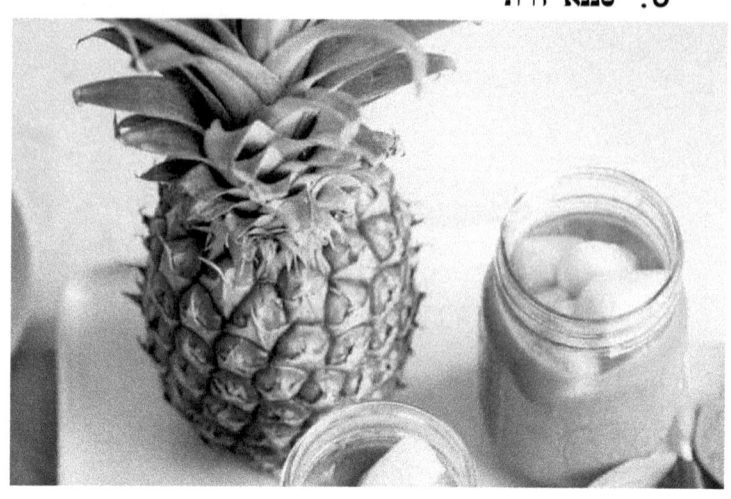

רכיבים:

- 2 כוסות תרד טרי, ארוז
- 1 כוס נחתי אננס
- 2 כוסות אפרסקים קפואים
- 2 בננות, קלופות
- $1\frac{1}{2}$ כוסות חליבות סטיב
- 2 כוסות מים
- 2 כפות זרעי פשתן טחונים
- אופציונלי: 1 כף אבקת חלבון

הוראות הגשה:

(a)   מניחים את כל החומרים הירוקים והתרד הומיס בבלנדר ומערבבים עד לקבלת מרקם חלק עוצרים את הבלנדר ומוסיפים את שאר החומרים. עוצרים את הבלנדר ומערבבים עד מיץ ירוק. מרקם דומה מיץ ירוקי שאר החומרים.

(b)   מערבבים עד לקבלת מרק.

7. סננא ירב

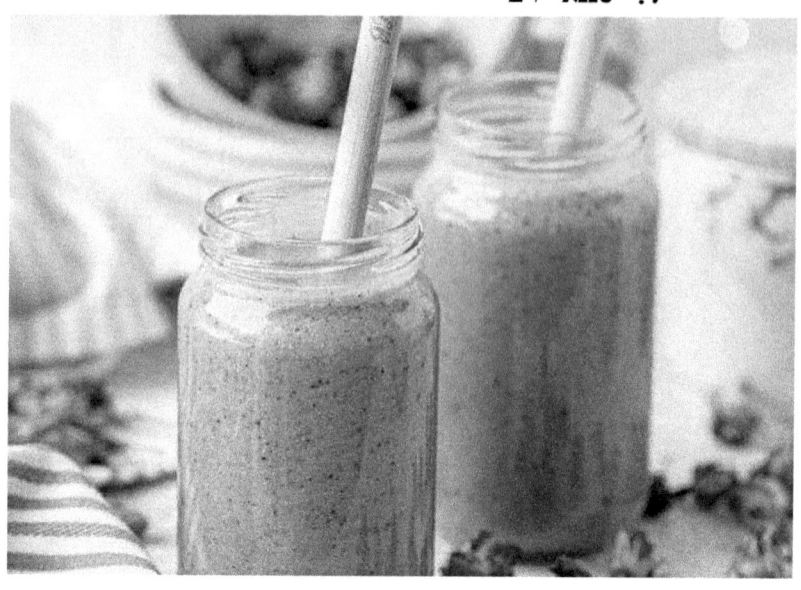

רכיבים:

- 2 חופנים ריקות תערובת אביב
- 2 חופנים תרד
- 1 בננ, קולפה
- $\frac{1}{2}$ כוסות נתחי אננס
- $1\frac{1}{2}$ כוסות נתחי מנגו וקפואים
- 1 כוס פירות יער מעורבים קפואים
- 3 חביות סטיבה
- 2 כוסות מים
- 2 כפות זרעי פשתן טחונים
- אופציונלי: 1 כף אבקת חלבון

הוראות הגעה:

a) מנחים עלים ירוקים מים לתוך הבלנדר ומערבבים עד
לקבלת מרקם דומה ימי מיץ ירוק. עוצרים את הבלנדר
ומוסיפים את שאר החומרים.

b) מערבבים עד לקבלת מרק.

24

8. ירבנוגניל קייש

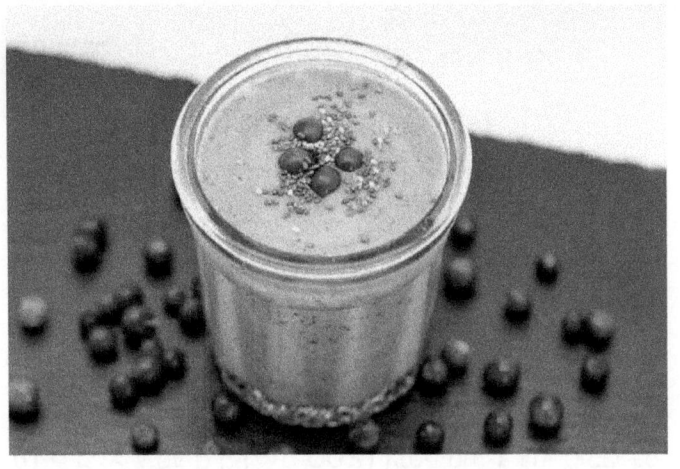

:םיביכר

- םימ (ל"מ 200-300) תוסוכ $1\text{-}1\frac{1}{2}$
- םירשומ ,םידקש (ל"מ 100) סוכ $\frac{1}{2}$
- םירשומ ,םישמשמ 2
- םירשפומ וא םיאופק ,ירבנוגניל (ל"מ 50) סוכ $\frac{1}{4}$

:העגה תוארוה

a) םידקש םע םימ (ל"מ 200) הנטק סוכ 1 דחי םיבברעמ
בלח תיקש וא תשר תננסמ ךרד םיננסמ .בלח רוציל ידכ
םיפיסומ .רדנלבה ךותל ןוסמהו בלחה תא םיקצוי .םיזוגא
.בוש םיבברעמו םישמשמ

b) םימ דוע םיפיסומו רעיה תוריפ תא המינפ םיבברעמ
.יוצרה םקרמל

9. ירב לייק דרת

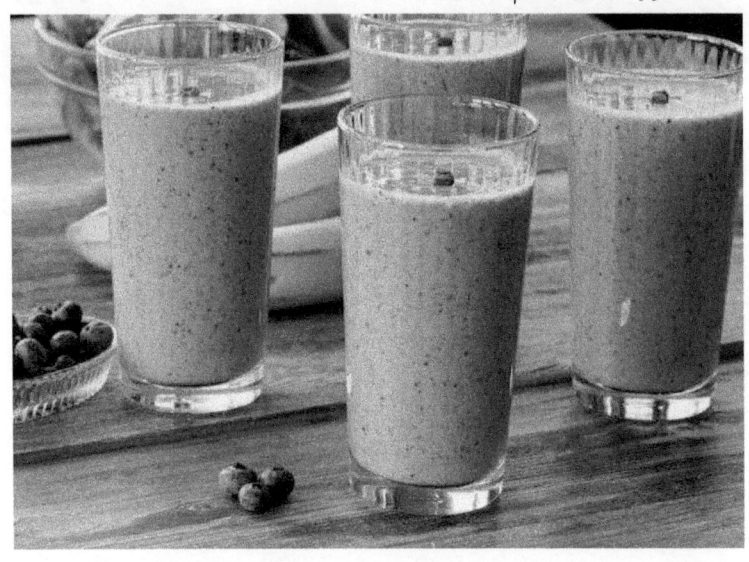

רכיבים:

- 2 הופנים קייל

- 2 הופנים תרד

- 2 כוסות מים

- 1 תפוח, בליעה, חתוך לרבעים

- 1 בננה, קלופה

- $1\frac{1}{2}$ כוסות אוכמניות קפואות

- 2 חביתי סטיבה

- 2 כפות זרעי פשתן טחונים

- אופציונלי: 1 כף אבקת חלבון

הוראות הכנה:

a) עד מערבבים הבלנדר לתוך מים קוריא מים עלים מנחים
   לבלבת מרקם דומה מים קורי. עוצרים את הבלנדר
   ומוסיפים את שאר החומרים.

b) מערבבים עד לקבלת מרק.

28

10. חופת וגנמ

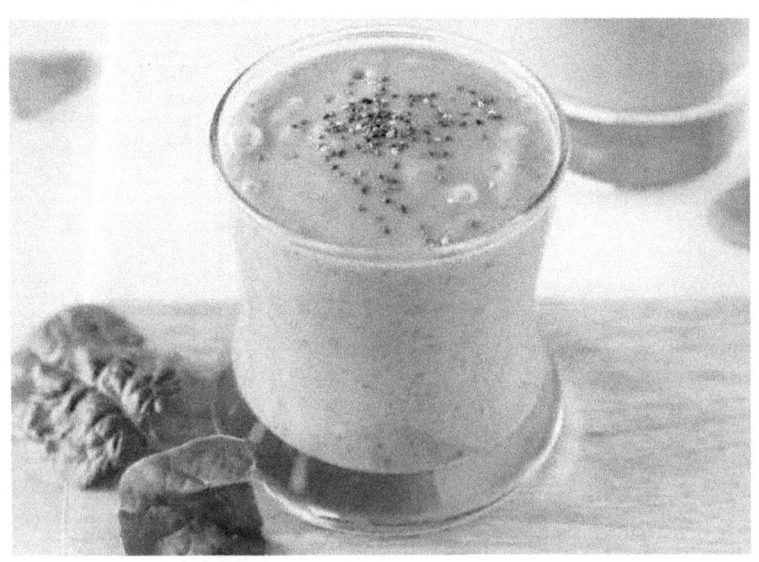

רכיבים:

- 3 חופנים תרד
- 2 כוסות מים
- 1 תפוח, בליעה, חתוך לרבעים
- 1½ כוסות מנגו
- 2 כוסות תותים קפואים
- 1 חבית סטיביה
- 2 כפות זרעי פשתן טחונים
- אופציונלי: 1 כף אבקת חלבון

הוראות הגה:

a) מניחים את התרד הומים בבלנדר ומערבבים עד לקבלת
מרקם חלק עוצרים את הבלנדר ומוסיפים את
שאר החומרים לבלנדר. מקרס דמוי מים יורי.
שאר החומרים לבלנדר.

b) מערבבים עד לקבלת קרם.

11. סננא לייק

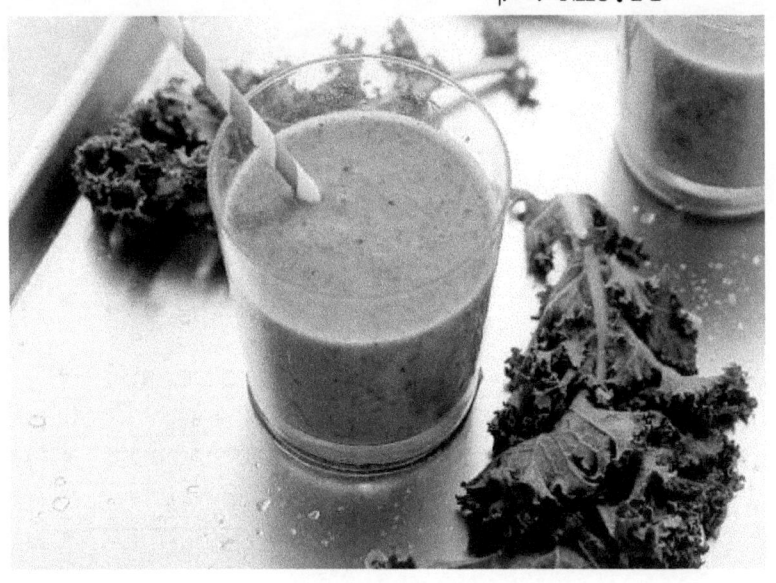

רכיבים:

- 2 חופנים קייל
- 1 חופן ירקות תערובת אביב
- 2 כוסות מים
- $1\frac{1}{2}$ כוסות אפרסקים קפואים
- 2 חופנים נתחי אננס
- 2 חבילות סטיביה
- 2 כפות זרעי פשתן טחונים
- אופציונלי: 1 כף אבקת חלבון

הוראות הגעה:

a) מניחים עלים ירוקים מים לתוך הבלנדר ומערבבים עד לקבלת מרקם דמוי מיץ ירוק. עוצרים את הבלנדר ומוסיפים את שאר החומרים.

b) מערבבים עד לקבלת קרם.

12.רימשו םייל לש תימוי הלימג

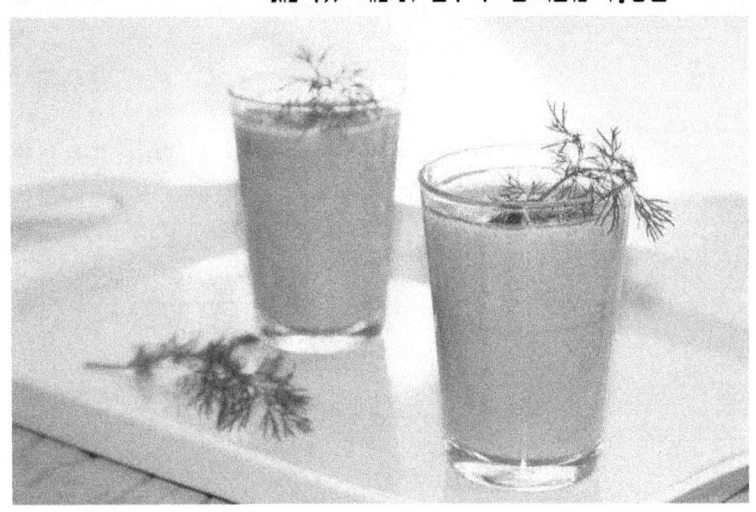

מגיש: 2

רכיבים:

- אגס 1/2
- 1 כוס מלפפון קצוץ ורזע
- 1/4 כוס שמיר טרי קצוץ
- 1 אבוקדו קטן
- 1 כוס בייבי תרד
- 2 כפות מיץ ליים
- שורש ג'ינג'ר טרי בגודל 1 אינ'ץ, קלוף
- 1 כוס אננס קפוא
- 11/4 כוסות מים
- 3 עד 4 קוביות קרח

הוראות הכנה:

a) שימו את כל החומרים מלבד הקרח בבלנדר ומעבדים עד לקבלת מרקם חלק וקרמי.

b) מוסיפים את הקרח ומעבדים שוב. לשתות צונן.

13. לייק י'ציפ סולח

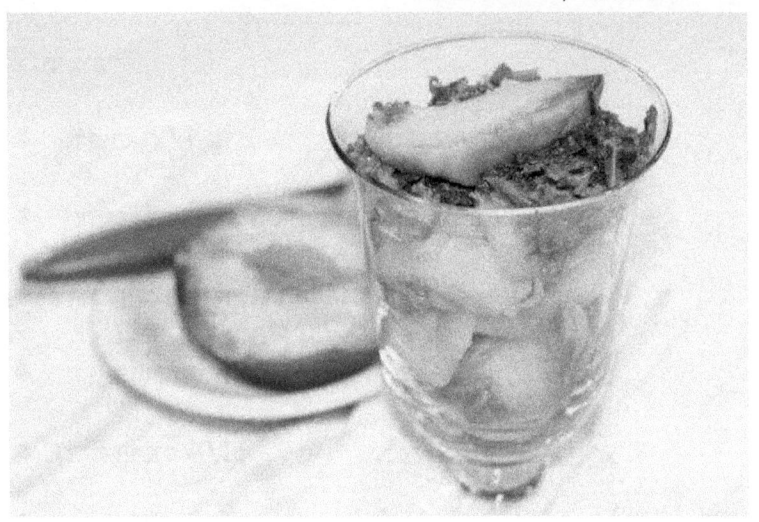

2 מגיש:

רכיבים:

- אבוקדו 1/2
- 1 כוס אפרסקים קפואים וארגינים קפואים
- 1 בננה קפואה, תפוחה להכיתוח
- 2 כפות מיץ לימון טרי
- 11/4 כוסות מים
- חופ קייל
- 3 עד 4 קוביות קרח
- אופציונלי: 2 עד 3 תמרים מגולענים

הוראות הגשה:

a) שימו את כל החומרים במלבד הקרח בבלנדר ועמבדים עד
לקבלת מרקם חלק וקרמי.

b) מוסיפים את הקרח והתמרים (אם משתמשים) ועמבדים
שוב. שלתות צונן.

36

14. חיטבא ןנצמ

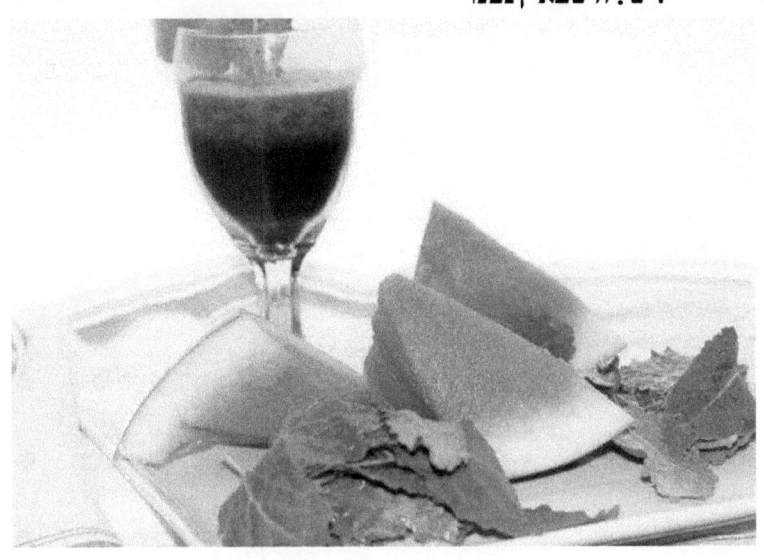

2 מגיש:

רכיבים:

- 2 כוסות אבטיח ללא גרעינים חתוך לקוביות
- 1 מלפפון שלם, קולף, זרע וקוצץ סג
- 1 חופ קייק גדול קוצץ
- 3 כפות מיץ ליים טרי
- 1/4 כוס נענע טרייה קצוצה
- 1/4 כוס בזיליקום טרי קצוץ
- 1 כוס קוביות קרח

הוראות הגשה:

(a) מנחים את האבטיח והמלפפון בבלנדר ומעבדים עד לקבלת מרקם חלק וקרמי.

(b) מוסיפים את שאר החומרים ומעבדים שוב. לשתות רק כקרח.

38

15.ןומניק חופת קייש

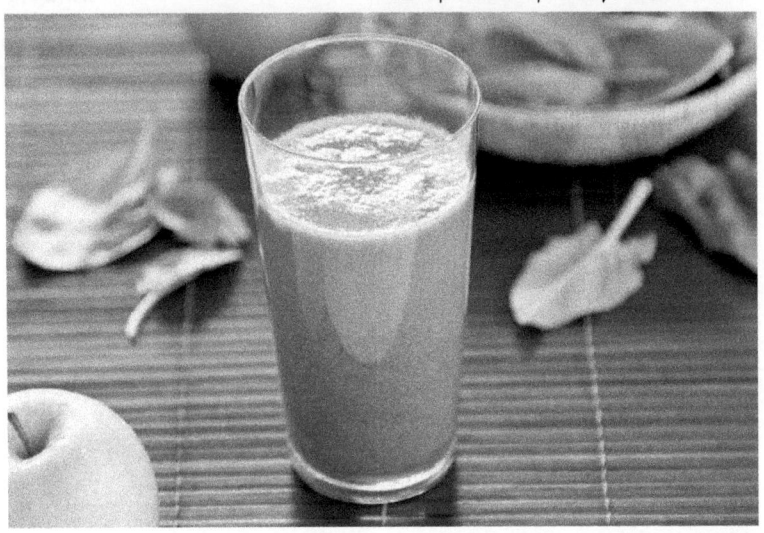

מגיש: 1

מיביכר:

- סיב לדוגב תוכיתחל הכותח ,האופק הננב 1
- לע רומשל) ץוצקו העילב ,ינגרוא 'תימס ינרג חופת 1 הפילקה)
- ירט ןומיל ץימ ףכ 1
- לודג דרת יבייב ןפוח 1
- םירק םימ סוכ 1
- םינעלוגמ םירמת 3 דע 2
- ןומניק תיפכ 1/2
- טקסומ זוגא תיפכ 1/8
- חרק תויבוק 5 דע 4

העגה תוארוה:

a) דע םידבעמו רדנלבב חרקה דבלמ םירמוחה לכ תא םימש ימרקו קלח םקרמ תלבקל.

b) .ןנוצ תותשל .בוש םידבעמו חרקה תא םיפיסומ

16. ידלוקוש הי'צ קייש

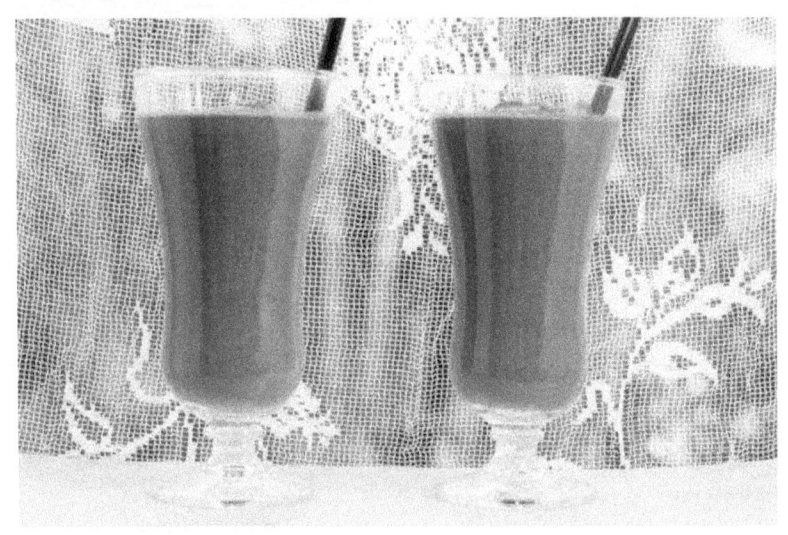

2 :שיגמ

:םיביכר

- 1 כוס םים
- 11/2 כוסות תותים אורגניים קפואים
- 1 כף זרעי צ'יה
- 2 כפות ניבס קקאו אנ
- 1 כף אבקת קקא וגולמית
- 6 אגוזי מקדמה גולמיים
- 3 תמרים מגולענים
- 1 בננה קפואה, חתוכה לקוביות בגודל ביס
- 1 חופן קייל גדול קצוץ
- 4 עד 5 קוביות קרח

42

הוראות הגעה:

a) שמים את המים והתותים בבלנדר ומעבדים עד לקבלת מרקם חלק וקרמי.

b) מוסיפים את זרעי הצ'יה, ניבס הקקאו, אבקת הקקאו ואגוזי המקדמיה; לעבד במשך דקה שלמה. מוסיפים את התמרים, הבננה הקפואה והקייל ומעבדים שוב עד לקבלת תערובת אחידה. מוסיפים את הקרח ומעבדים שוב.

c) מגישים קר כקרח.

17. קלקלח םדא ר'גני'גו קורי הת

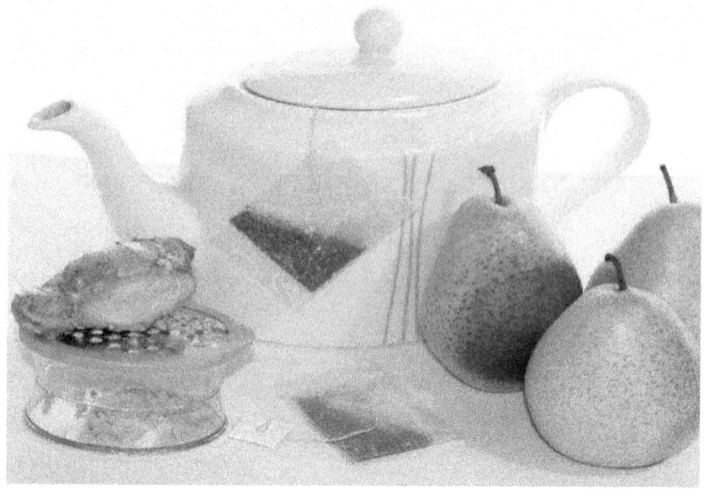

מגיש: 2

מרכיבים:

- 1 אגס אנג'ו, קצוץ
- 1/4 כוס צימוקים או לבני תות תאנה או עוד מיובשים
- 1 כפית שורש ג'ינג'ר טרי טחון
- 1 חופן ודל גדול חסה רומנית קצוצה
- 1 כף זרעי קנבוס
- 1 כוס תה חורי מבושל לא ממותק, מקורר
- 7 עד 9 קוביות קרח

הוראות הכנה:

a) שימו את כל החומרים מלבד הקרח בבלנדר ומעבדים עד
לקבלת מרקם חלק וקרמי.

b) מוסיפים את הקרח ומעבדים שוב. שלתות צוננו.

45

18. הדלוק-ןירג

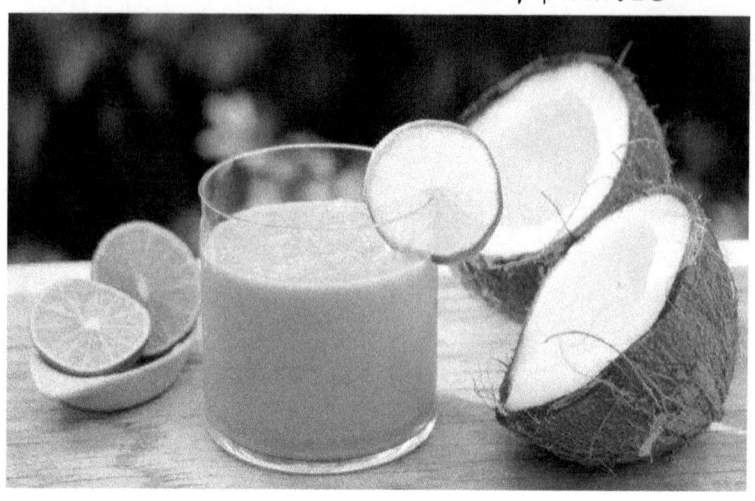

מגיש: 1

רכיבים:

- 1 כוס אננס קצוץ קפוא
- 3 כפות קוקוס נא, לא ממותק, מגורר
- 1 כף מיץ ליים טרי
- 1 חופן עלי בייבי תרד
- 3 תמרים מגולענים
- 1 כוס מים
- 4 עד 5 קוביות קרח

הוראות הגשה:

(a) שימו את כל החומרים מלבד הקרח בבלנדר ומעבדים עד שמתקבל מרקם חלק וקרמי. מוסיפים את הקרח ומעבדים שוב.

(b) שלתות רק קכרח.

47

19. הטנמ ספי'צ דלוקוש קייש

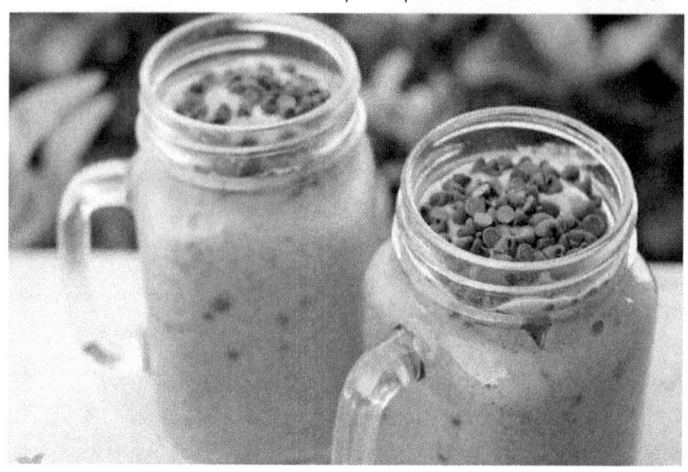

מגיש: 2

רכיבים:

- סיב לדוגב תוכיתחל הכותח, האופק הננב 1
- םיאופק םיקסרפא סוכ 1/2
- םיימלוג הימדקמ יזוגא סוכ 1/2
- םיצוצק םיירט ענענ ילע סוכ 1/3
- םיימלוג ואקק סבינ תופכ 3
- םינעלוגמ םירמת 3 דע 2
- הרווהט לינו תיצמת תיפכ 1/2
- םימ תוסוכ 11/2
- חרק תויבוק 4 וא 3

הוראות הגשה:

a) דע םידבעמו רדנלבב חרקה דבלמ םירמוחה לכ תא םישמ
ימרקו קלח םקרמ םתלבקל.

b) .ןונצ תותשל .בוש םידבעמו חרקה תא םיפיסומ

Sunny C Delight No-Milk Shake.20

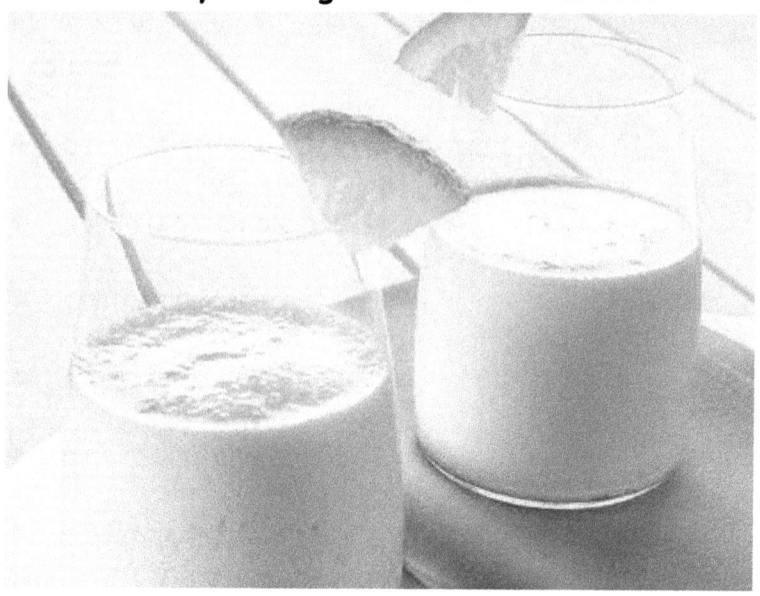

1 :שיגמ

רכיבים:

● 1 תפוז, קילוֹ‎ף וקצוצ‎ה

● 1 קיווי, קילוֹ‎ף וקצוצ‎ה

● 5 תמרים מגולענים

● 1/2 כוס אננס ספק אופ

● 2 כפות זרעי קנבוס

● 1/2 כוס מים

● 3 עד 4 קוביות קרח

הוראות הגעה:

(a)   שימו את כל החומרים מלבד הקרח בבלנדר ועבדמים עד
לקבלת מרקם חלק וקרמי.

(b)   מוסיפים את הקרח ועבדמים שוב. שלוֹתות צנו‎ן.

51

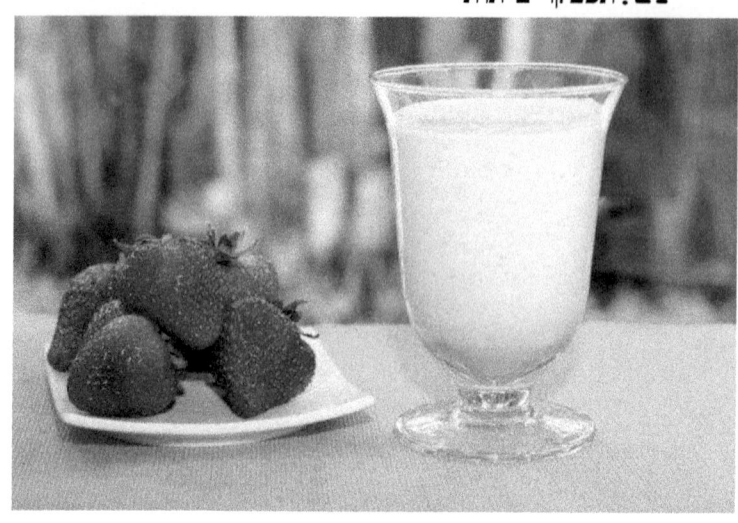

1 מגיש:

רכיבים:

- 1/4 כוס שיבולת שועל מיושנת
- 3 כפות אגוזי מקדמיה גולמיים קצוצים (להשרות לשעה עד שעתיים)
- 1 כוס תותים אורגניים קפואים
- 4 תמרים מגולענים
- 1/4 כפית תמצית וניל טהורה
- 1 כוס סיב מים קרים כמרק
- 3 עד 4 קוביות קרח

הוראות הגשה:

(a) שימו את כל החומרים מלבד הקרה בבלנדר ועבדו עד שקבלת מרקם חלק וקרמי.

(b) מוסיפים את הקרה ומעבדים שוב. לשתות וצונן.

22. בלח אלל םייל קייש

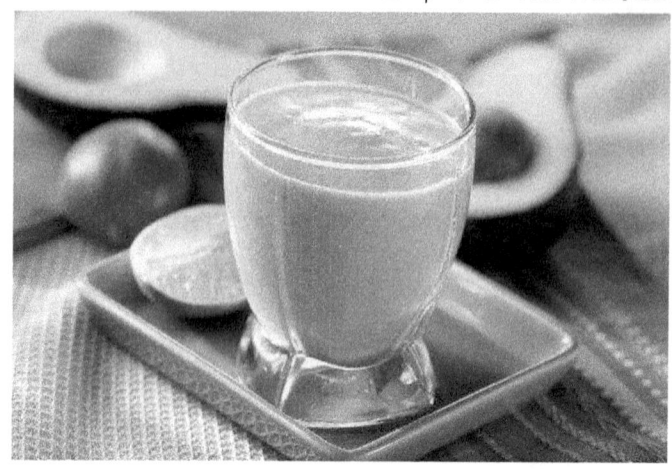

2 שיגמ:

רכיביםם:

- סיב לדוגב תוכיתחל הכותח, האופק הננב 1

- קסורמ ודקובא סוכ 1/4

- טסוו יקמ ו'גו ילנ לש םסרופמ םייל ץימ תופכ 2

- םינעלוגמ םירמת 6 דע 5

- אנ וישק סוכ 1/4

- הרווהט לינו תיצמת תיפכ 1/8

- קקוזמ אל םי חלמ תיפכ 1/8

- םימ סוכ 1

- חרק תויבוק 8

הוארות הגעה:

(a) דע םידבעמו רדנלבב חרקה דבלמ םירמוחה לכ תא םימש
שימ םירמוחה לכ תא חומרים מלבד הקרח בבלנדר ומעבדים עד
קלבלת םרקמ חלק וקרמי.

(b) םוסיפים את הקרח ומעבדים שוב. לשתות צונו.

23. רב תוינמכואו ר'גני'ג

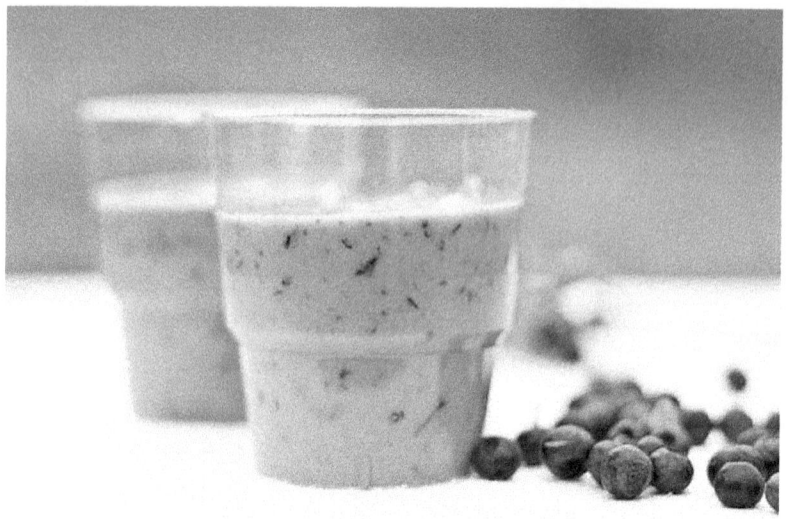

2 מגיש:

כרכיבים:

- 1 כוס אומנכיות בר קפואות (או אומנכיות קפואות (רגיל...)

- 1/4 כוס קשיו גא אן

- 1 בננב, חתוכה החלקית בגודל סיב

- 1 כף ½ מיץ לימון וזן טרי

- 1/2 כפית תמצית וניל טהורה

- 1 כף שרוש ג'יג'ני ר' טרי מגורר

- 5 עד 6 תמרים מגולענים

- 1 כוס מים קרים

- 5 עד 6 קוביות קרח

הוראות הגשה:

a) שימם את כל המחוירים חלמד מבלד קרחה בבלנדר ומעבדים עד
קלבלת מרקם חלק וקרימי.

b) מוסיפים את הקרחה ומעבדים שוב. שלתות צונן.

57

24. קייש קלימ אלל וני'צופק

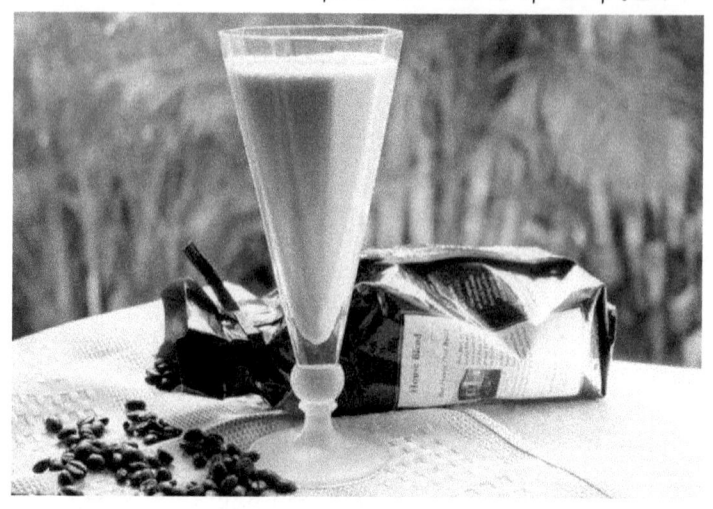

מגיש: 1

רכיבים:

- 1 בננה, חתוכה לחתיכות בגודל סיב
- 1/2 כוס מים
- 2 כפות זרעי קנבוס
- 8 שקדים
- 1 כפית אבקת ספירסו ואיסנטנט
- 1/2 כפית קינמון
- 1 כפית תמצית ונילה טהורה
- 4 שזיפים מיובשים
- 11/2 כוסות קרח

הוראות הגה:

a)‏ שימי את כל החומרים מלבד הקרח בבלנדר ועבדי עד
לקבלת מרקם חלק ורמי.

b)‏ מוסיפים את הקרח ועבדים שוב. לשתות רק קרח.

59

25. קייש בלח אלל לינו יר'צ

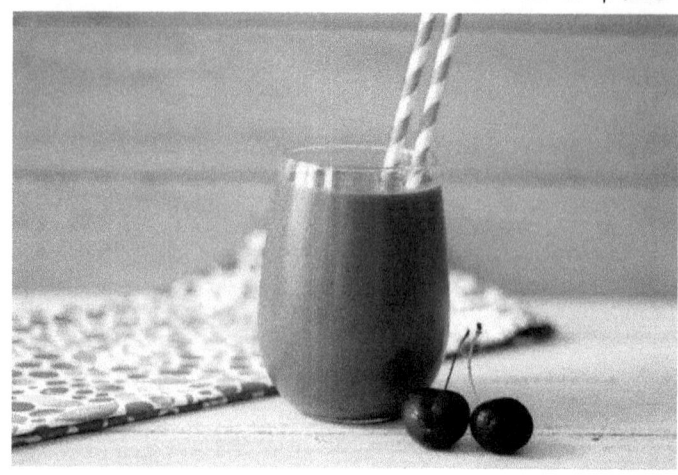

2 :שיגמ

רכיבים:

- 1 כוס דודבנים מגולענים קפואים
- 1/4 כוס אגוזי מקדמיה גלומיים
- 1/2 בננה, חתוכה לקוביות
- 1/4 כוס גוג'י ברי מיובשים (או ציקומים לבניס)
- 1 כפית תמצית וניל טהורה
- 1 כוס מים
- 6 עד 8 קוביות קרח

הוראות הגשה:

(a)   שימו את כל החומרים בלמדב הקרה בבלנדר ומעבדים עד לקבלת מרקם חלק וקרמי.

(b)   מוסיפים את הקרח ומעבדים שוב. לשתות רק קרח.

61

26. הי'צו י'גוג תות תרעק

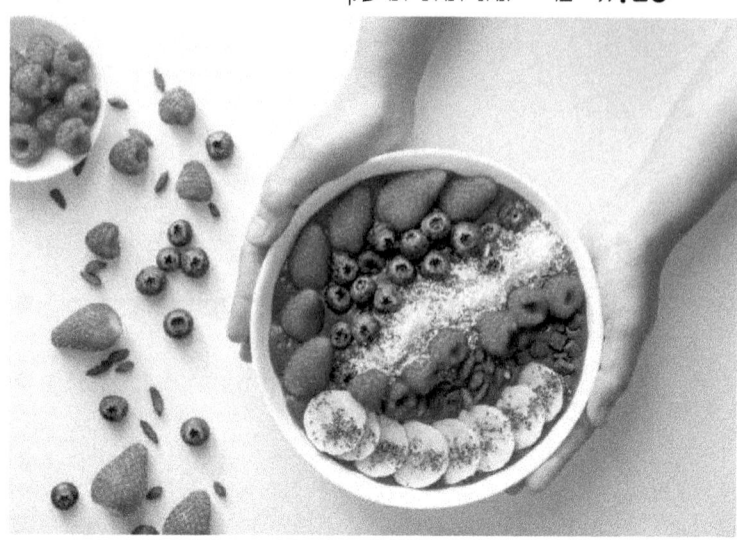

תוקד 5 :ללוכ ןמז

1 :האושת

םיביכר

- ירב י'גוג 1T
- םיתות 1T
- 'קניא 1 לדוגב ןומניק לקמ
- הי'צ יערז 2-4T
- סוקוק ןמש ט 1
- סוקוק ימ .תויקנוא 16
- 2T וישק בלח טרוגוי
- סובנק יערז מ"ס 1/3
- םילודג לייק ילע 2-3
- םיאופק רעי תוריפ 1c
- האופק הננב ½

כיוונים

(a) מנחים גוג ג'י ברי, קינמו וזרוע צ'י הבבלנדר, ומוסיפים
מספיק ימי קוקוס כדי לכסות היטב. נותנים להשרות כ-
10 דקות.

(b) הוסיפי את ימי הקוקוס הנותרים ואת שאר המרכיבים
לבלנדר ועבדו על ההגדרה הממאתימ לשייקים, תור
הוספת נוזלים נוספים (ימי קוקוס, מים או חלב אגוזים)
לפי הצורך עד הסמיכות הרצויה.

27.סוקוק בלחו תוריפ

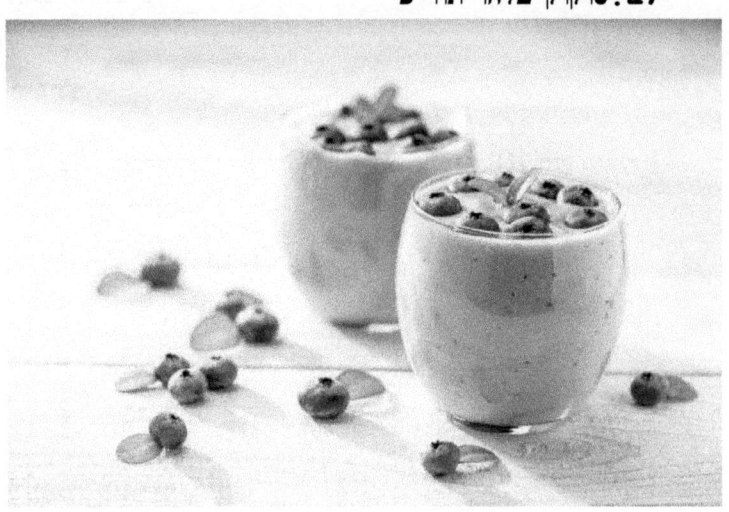

עשוה 4 מנות

רכיבים

- 1 שקית של 10 אונקיות אוכמניות קפואות או פירות
אחרים
- 3 בננות בשלות
- 1 כוס יוגורט גריל
- 1 כוס חלב קוקוס אל ממותק
- 2 כפות דבש

הוראות הגה:

a) טוחנים בבלנדר את האוכמניות, הבננות, היוגורט, חלב
קוקוס הדבש.

b) לְשָׁרֵת.

28. פודר קייש

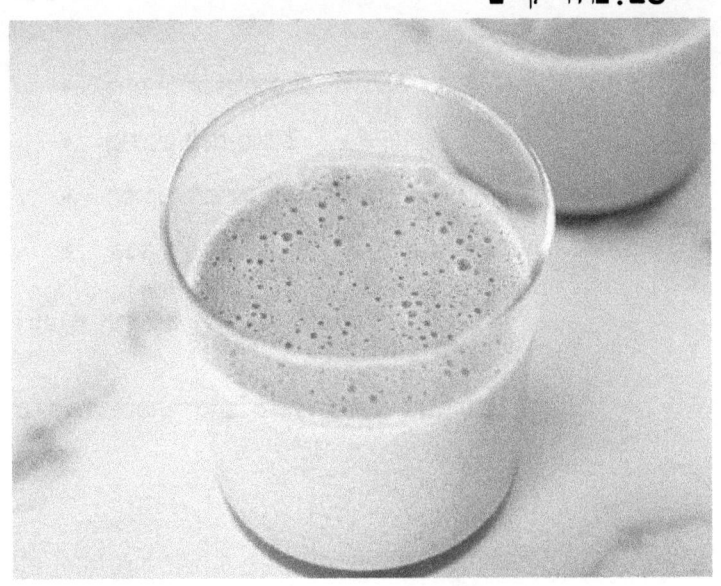

רכיבים:

- 2 כוסות ביבי תרד
- 1 כוס חלב שקדים
- 1 בננה, קלופה ופרוסה
- 1 כף דבש

הוראות הגעה:

a) שמים את כל החומרים בבלנדר ומטגנים.

29. החלצה קייש

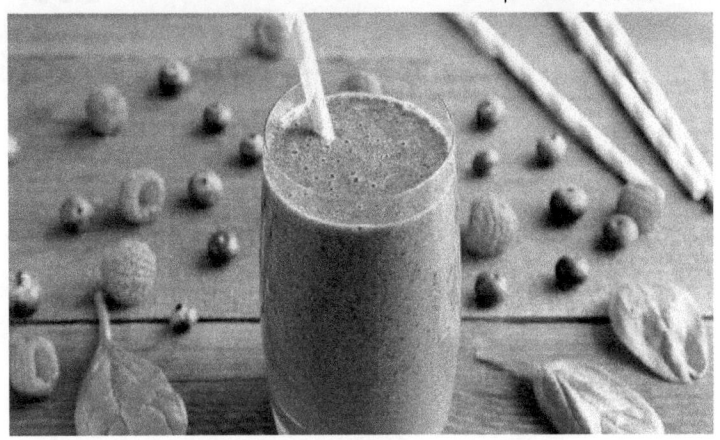

רכיבים:

- פרוסים, תותים כוס 1
- אוכמניות כוס 1
- פרוסה, בננה ⅓
- טחונים פשתן זרעי כפית 1
- תרד חופן 1
- דבש כפית 1

הוראות הגעה:

a) ערבבו הכל יחד ותהנו!

30. מינאַת מע קורי קייש

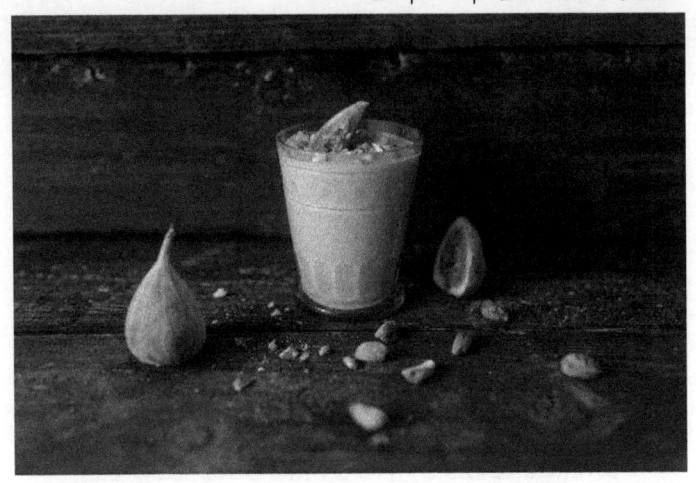

תחא הנמ

:םיביכר

- דרת יבייב (םרג 70) תויקנוא 2.5
- םימ (ל"מ 300-500) תוסוכ 2-$1\frac{1}{2}$
- סגא 1
- תורשומ ,םינאת 2

:העגה תוארוה

(a) םיכתוח .םימ (ל"מ 300) תוסוכ $1\frac{1}{2}$ םע דרת םיבברעמ
אַת האגס, םוסיפים יחד םע התאנים ומערבבים שוב.

(b) םסרקמה תא אוצמל ידכ דרוצה בימד םימ דוע ףסוה
הנכו שלייק שלד.

72

31. יוויק רקוב תחורא

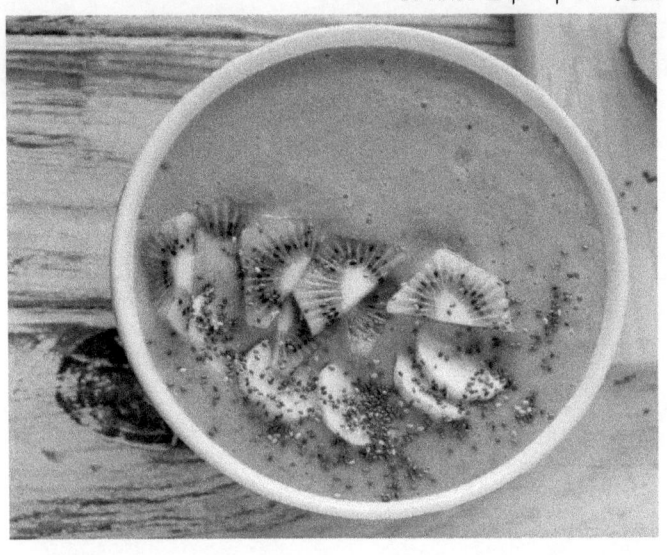

מנה אחת

רכיבים:

● 1 אגס

● 2 גבעולי סלרי

● פירות קיווי צהובים

● 1 כף מים

● ½ כפית ג'ינג'ר טחון

הוראות הכנה:

(a) חותכים אגסים, סלרי ואחד מהקיווי לחתיכות גדולות ומערבבים בבלנדר עם מים וכף מים עד לקבלת מרקם חלק.

(b) מעל הקיווי השני, חתוך לחתיכות, וג'ינג'ר טחון.

32. רמושו רוחש לטפ

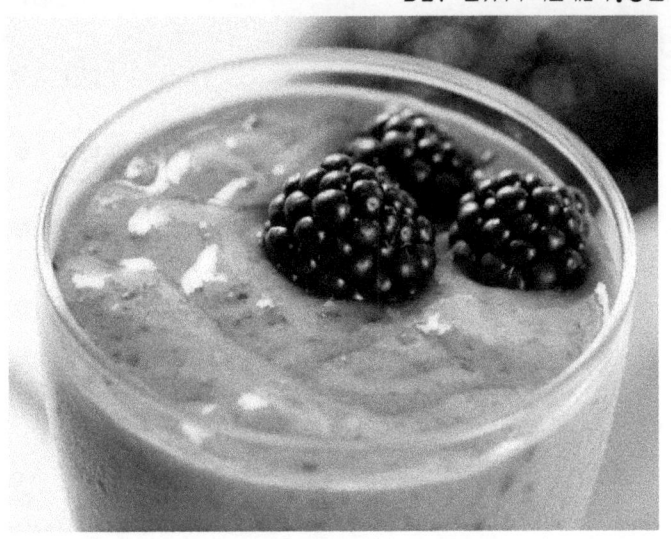

רכיבים:

- 1 תפוח
- ½ שומר
- ¼ כוס (50 מ"ל) מים
- ½ כוס (100 מ"ל) פטל שחור

הוראות הגעה:

a) חותכים את התפוח והשומר לחתיכות ומערבבים עם מים בבלנדר.

b) מגישים בתוספת פטל שחור.

33. מיחופתו מיסגא ,םיאושיק תרעק

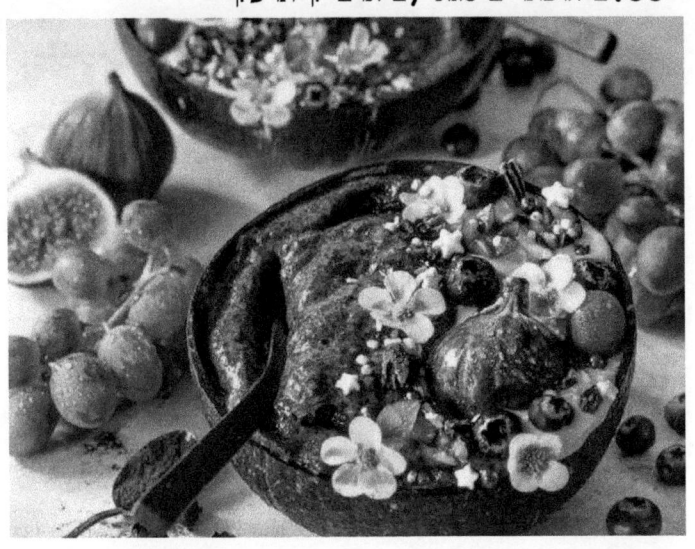

תחא הנגמ

רכיבים:

- ½ קישואים
- סגא 1
- חופת 1
- ווחט ר'גני'גו ןומניק :ילנויצפוא

הוראות הגשה:

a)   דבעמב םיבברעמו תולודג תויבוקל םיסגאו יניקוז םיכתוח
       .ןוזמה

b)   םיכישממו ,תולודג תויבוקל םיכתוח ,חופתה תא םיפיסומ
       .הדיחא תבורעתל בברעל

c)   .ר'גני'גו ןומניק םירזפמו הרעקב םישיגמ

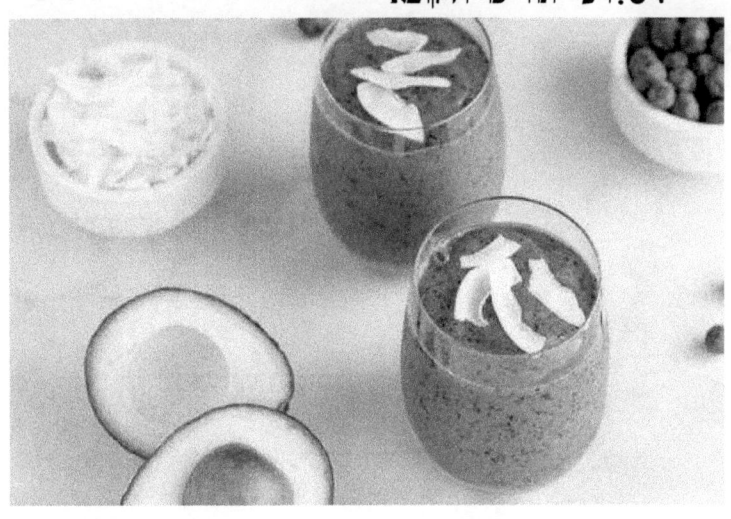

רכיבים:

● 1 אבוקדו

● 1 אגס

● 3½ אונקיות (100 גרם) אוכמניות

הוראות הגשה:

(a)   .חותכים את האבוקדו והאגסים לחתיכות

(b)   .מערבבים יחד בקערה ומעלים האוכמניות

םיקורי רפוס םיקייש

35. הקורי חוכ תנחת

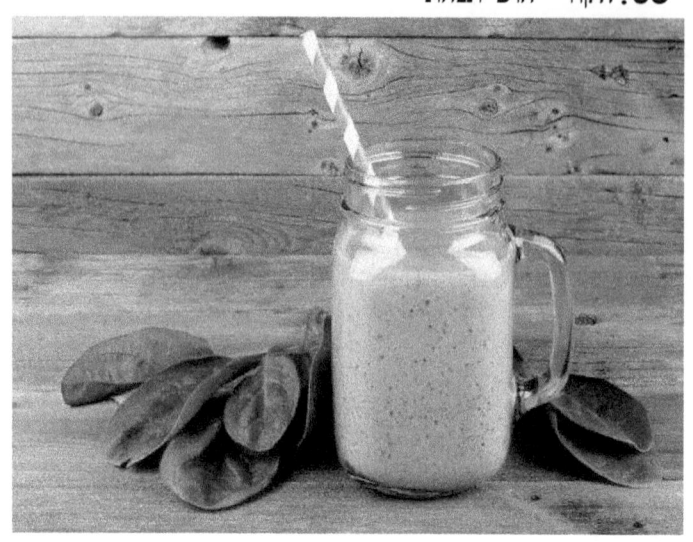

רכיבים:

- 1 צרור קייל
- ½ מלפפון
- 4 גבעולי סלרי
- 1/3 נורת תרמוש גבעולו
- 1 תפוח ירוק
- 1 תפוח גוף'י
- 1 אגס
- ½ לימון
- 1 אינץ' ג'ינג'ר

הוראות הגה:

(a) .עמברביס את כל החומרים לאיחוד.

(b) .תהנה

83

36. ןטב עיגרמ

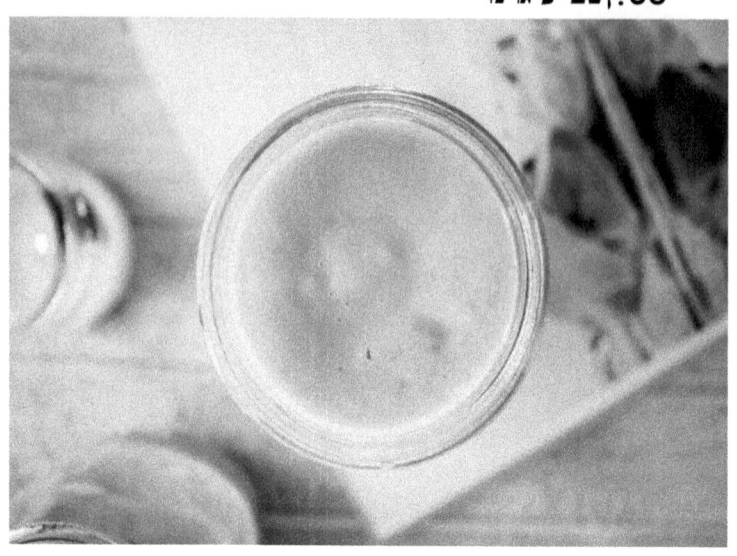

:מיביכר

- ןטק רמוש שאר 1
- ירלס םילועבג 2
- ענענ ןפוח 1
- םיחוטש םילע היל`זורטפ רורצ 1
- קורי חופת $\frac{1}{2}$
- םינטק םינומיל 2

:העגה תוארוה

(a)   .דוחיאל םירמוחה לכ תא םיבברעמ

(b)   .הנהת

37. מגבר חיסון

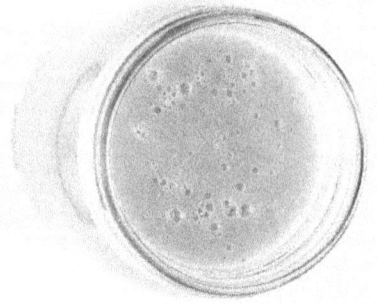

רכיבים:

- ½ מלפפון
- 2 גבעולים סלרי
- חופן דרת
- 1 תפוח
- ½ לימון
- 1 אינץ' ג'ינג'ר

הוראות הגשה:

a) ‏מערבבים את כל החומרים לאחד.

b) ‏תהנה.

38. משקה קורי מגנב במימיחד

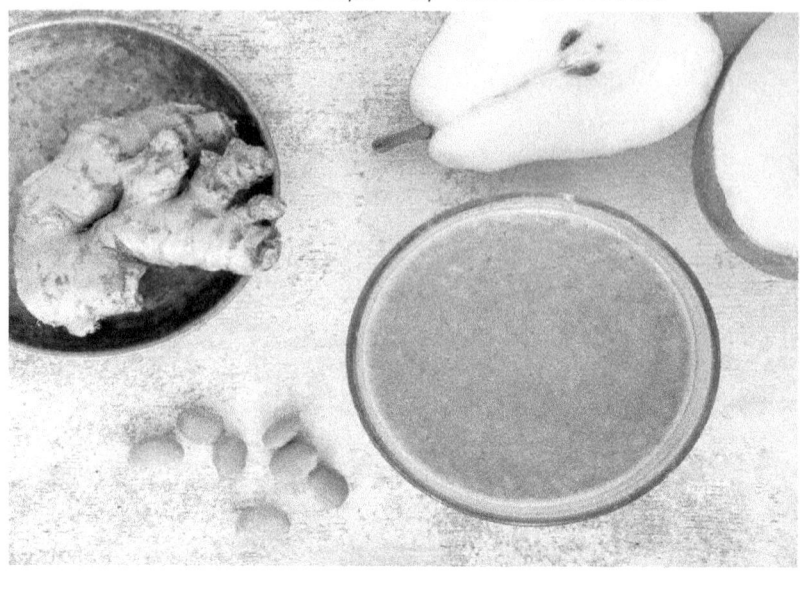

:רכיבים

- 8 קיווי
- 3 תפוחים ירוקים
- 1/3 מלפפון
- 1 תחיכה של ג'ינג'ר טרי
- חופן נענע טרייה

הוראות הגה:

a.   מערבבים את כל החומרים לאיחוד.

b.   התנה.

39. תואירל םילער יוקינ

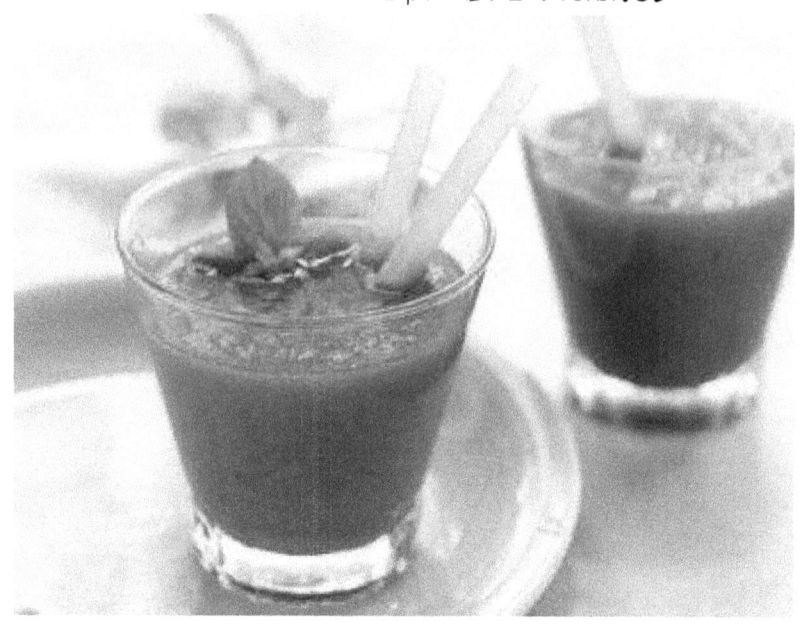

רכיבים:

- 1 מלפפון
- 1 ראש חסה מורן
- 1 חופן גדול של פטרוזילייה
- 2 לימוני מאייר
- 1 תפוח
- 1 אינץ' ג'ינג'ר

הוראות הגשה:

a) ‏ ערבבים את כל החומרים לאיחוד.

b) ‏ ג'ינג'ר הוא אחד מאותם מרכיבים בני שניס שהוא
גם טעים וגם עוצמתי. הזה ואנטי דלקתי טבעי הוכח לעבל
גם טעים וגם עוצמתי. דרמטי באנשים הסובלים
מדלקת פרקים. והכי חשוב הזה מגבר חיסוני חזק.

91

40. חטיף אחר הצהריים טעים

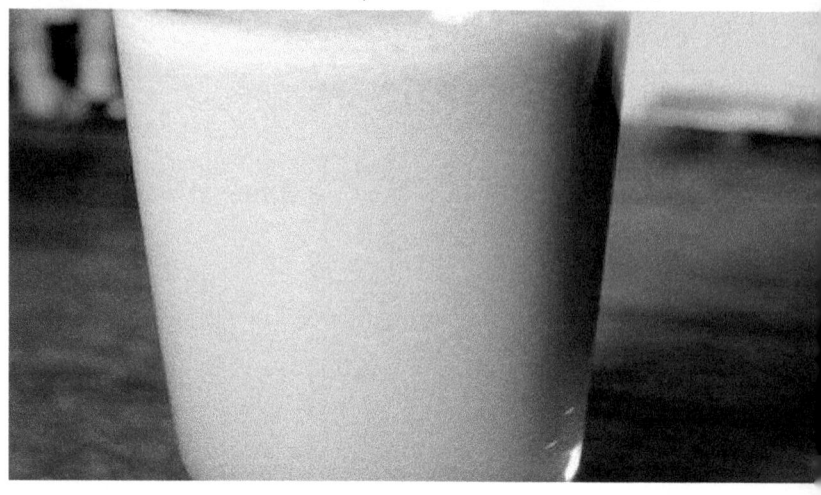

:םיביכר

- םיחופת 3
- ןופפלמ 1
- ןומיל 1
- לייק ילועבג 5

:העגה תוארוה

(a) .דוחיאל םירמוחה לכ תא םיבברעמ

(b) .הנהת

41. סננא מע דרת

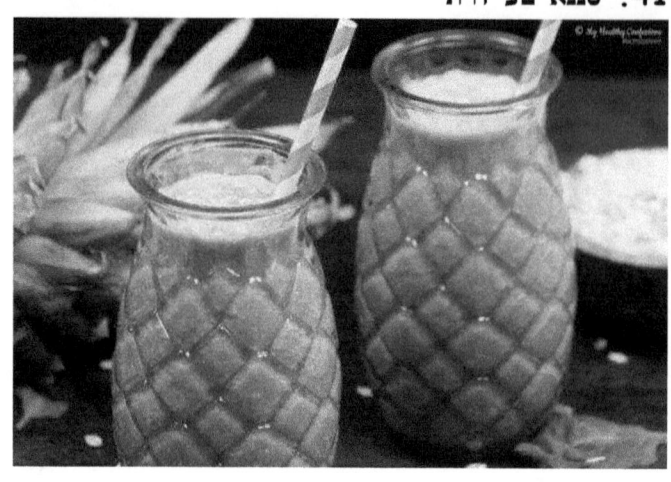

רכיבים:

- ½ אננס
- 1 מלפפון
- 2 צרורות תרד

הוראות הכנה:

(a) מערבבים את כל החומרים לאיחוד.

(b) תהנה.

42. םזיילובטמ ץיאמ

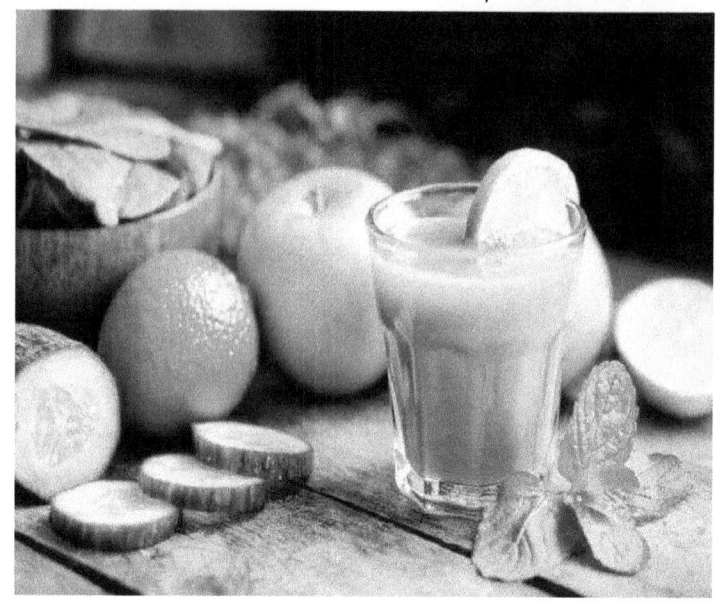

:מיביכר

- ןופפלמ 1
- ירלס םילועבג 3
- הייַרט ענענ ןפוח
- לייק ילע 2
- ףולק זומיל 1

:העגה תוארוה

a‏) .דוחיאל םירמוחה לכ תא םיבברעמ

b‏) .הנהת

97

Wake Up קורי הרטלוא .43

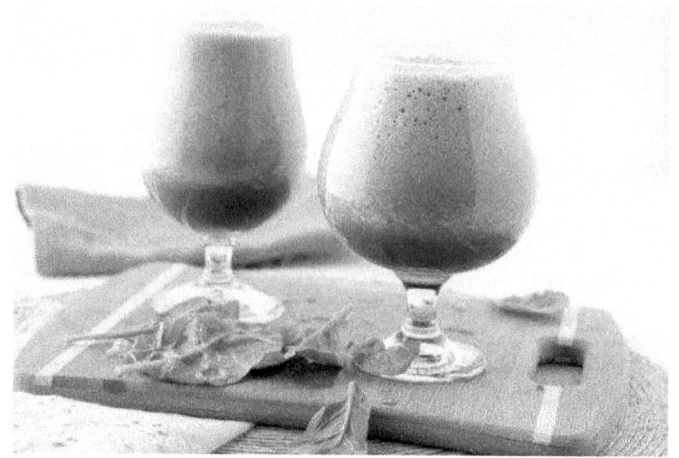

:םיביכר

- סגא 1
- ןופפלמ 1
- ירלס םילועבג 4
- הטנמ יפנע 3
- םינטק םייל 4

:העגה תוארוה

(a)   .דוחיאל םירמוחה לכ תא םיבברעמ

(b)   .הנהת

99

44. מצנן ואחר הצההריים

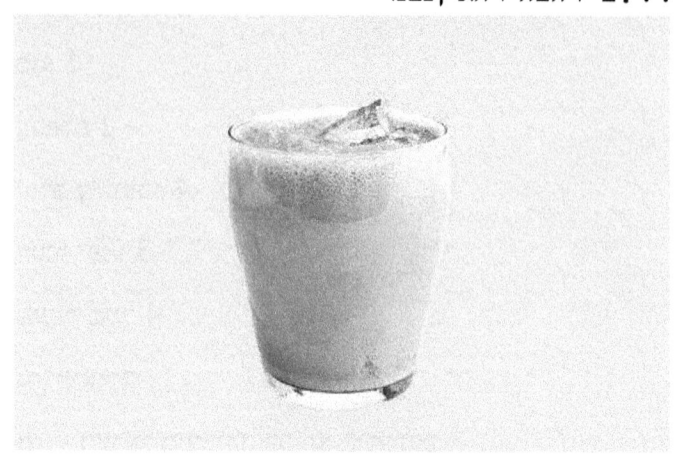

רכיבים:

- תפוח 1
- אגס 1
- מלפפון ½
- עלי קייל 3
- חופן ענבי טריים

הוראות הגעה:

(a) מערבבים את כל החומרים לאיחוד.

(b) תהנה.

101

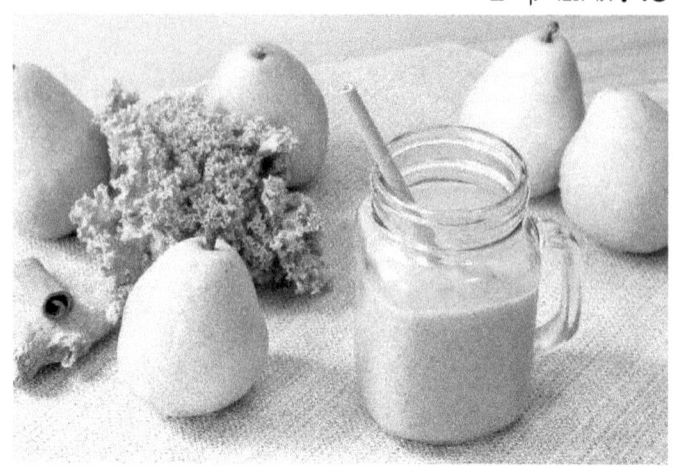

רכיבים:

- 1 צרור קייל
- חופז גדול של נענע טריי
- 2 תפוחים
- 1 לימון קלוף

הוראות הגעה:

(a)   עערבבים את כל החומרים לאיחוד.

(b)   התנה.

103

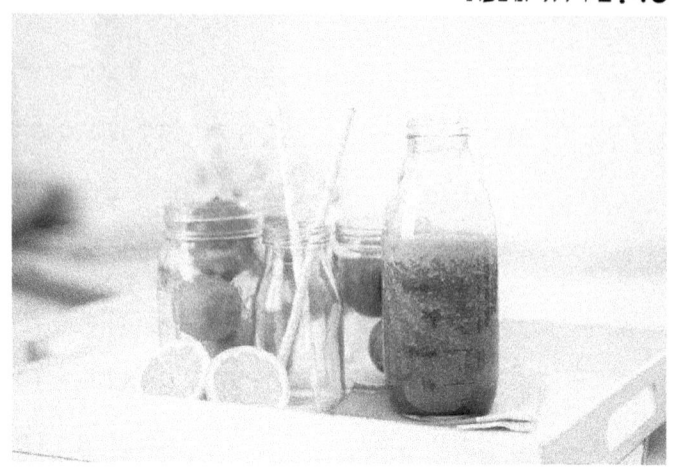

רכיבים:

- 4 כוסות תרד
- 1 צרור קייל
- 2 תפוזים
- 1 מלפפון

הוראות הגשה:

a) מערבבים את כל החומרים לאיחוד.

b) תהנה.

הובג ןובלח םע םיקורי םיקייש

47. וישק קוציפ

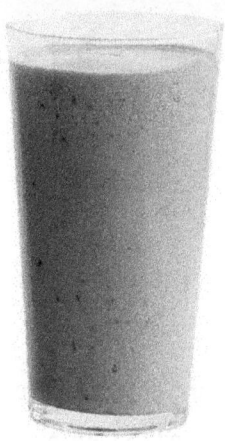

רכיבים:

- 5-7 גרעינים של אגוזי קשיו •
- עלי תרד •
- סיר לימון נ •
- קְרִישׁ •
- סוכר •

כיוונים

(a) צחי מרתיחים את עלי התרד עד להתרכך ונפטרים מהמשקים הגולמית מעבירים היטב בקערה את סיר הלימון והמקמח שלו. מטחני גרעיני קשיו וסוכר לקבלת תערובת הסג סמיד. טוחנים גרעיני קשיו וסוכר לקבלת תערובת הסג סמיד.

(b) מקמח הקמח דות העליה את המבובשים למחצת לתול דות הקמח מוסיפים את גרעיני הקשיו וגהגסים עם הסוכר. לבסוף ומוסיפים את גרעיני הקשיו וגהגסים עם הסוכר. לבסוף עמרבים טעם לקבלת מרקם אחיד. ינהת והמשיקיי הזה עם טוסטים מלחם.

108

48. ןומניק םע טרוגוי

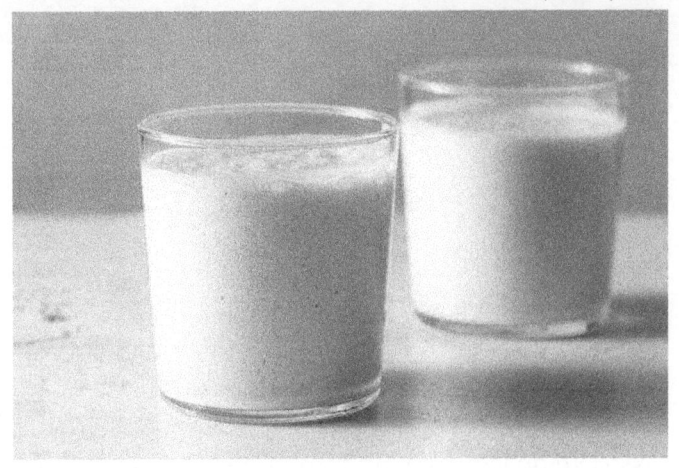

רכיבים:

- 1 מלפפון בשל
- 1 כוס חלב שיבולת שועל
- קרוט קניזמו
- מלח
- עלי כוסברה
- יוגורט פרוביוטי

כיווני

(a)   קוצצים את המלפפון לחתיכות בינוניות ומערבבים את כל
ההורמים מלבד הקינמון ומטבחן. מכניסים אותו למקרר
לזמן מה.

(a)   ממש לפני ההגשה מוסיפים קורט קינמון ומקשטים בעלי
כוסברה.

110

49. שבדו ענענ מע סינטוב

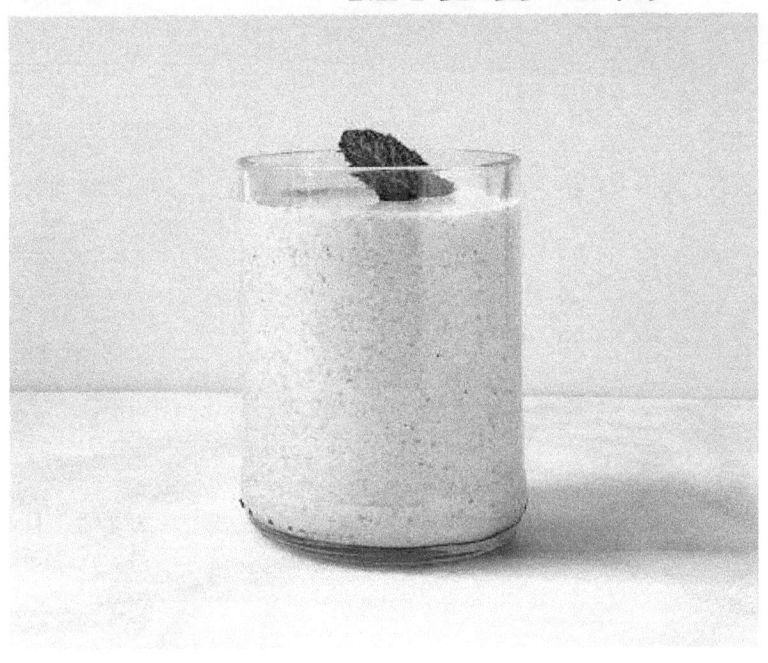

רכיבים:

- בוטנים לללא קליפות
- 1 חופז עלי ענענ
- רסק סמיד
- שבד
- קוביות קרח

כיוונים

a) טוחנים את כל החומרים יחד דחי ליצירת משחח האחידה
וסמיכה.

b) לבסוף מוסיפים את קוביות הקרח ומגישים
קר.

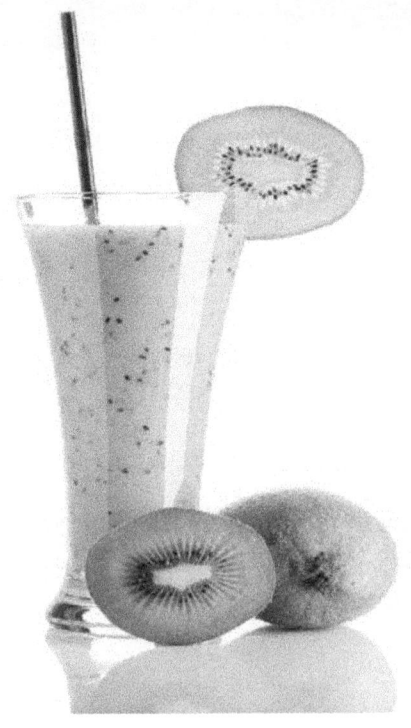

רכיבים:

- קיווי **1**
- גויאבה **1**
- מי קוקוס
- גרעיני תירס טרי
- קוביות קרח

הוראות הגשה

a) קוצצים את הקיווי והגויאבה לחתיכות קטנות.

b) טוחנים את גרעיני התירס עם מי קוקוס ומוסיפים לתוכם את חתיכות הפרי הקצוצות. מגישים עם קוביות קרח.

51. דרת תעתפה

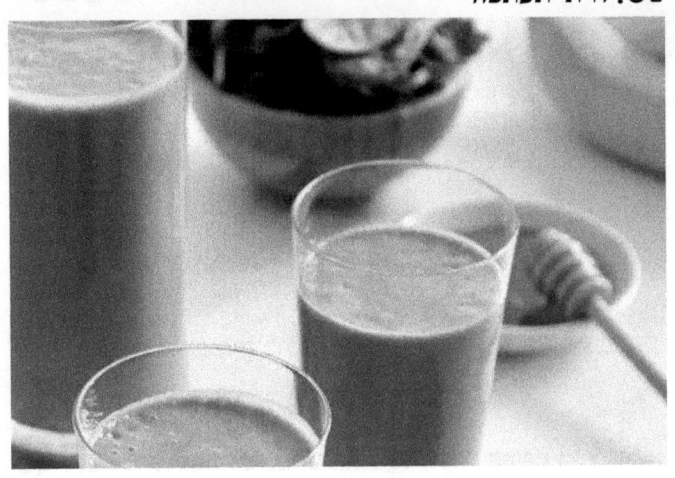

רכיבים:

- פרוסות לחם
- עלי תרד
- גויגרט
- סיריו למיןו

כיווני

(a) מערבבים את עלי התרד ביוגורט. מוסיפים פרוסות לחם ומערבבים שוב לקבלת מרקם סמיך.

(b) מוסיפים סיריו פולי לפי הטעם ומגישים בטמפרטורת החדר.

116

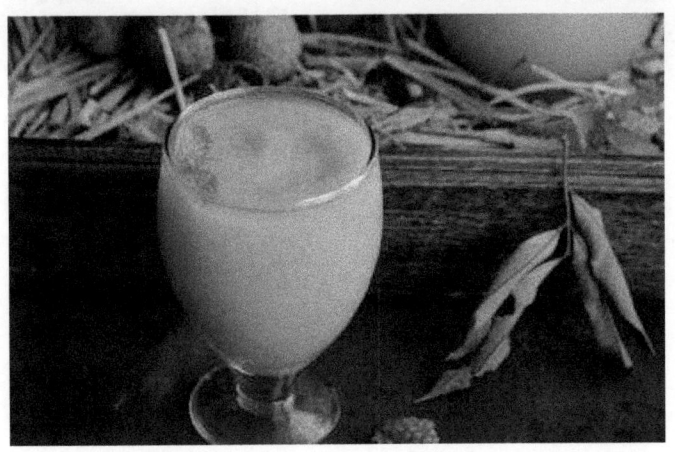

רכיבים:

- הלבן של הביצה
- חלב
- 7-8 ליצ'י
- 2 מלפפונים
- דבש

הוראות הגשה

a) ערבבו היטב את החלבון עם חלב ודבש במקלפ. חתכו לרוחב ושמרו בצד. וקצצו את הליצ'י לחתיכות קטנות ושמרו בצד. מוסיפים את המלפפונים עם תערובת החלב. מוסיפים את הליצ'י כך שיהיה חתיכות הליצ'י ושיפוצו בשייק.

b) זה ייתן טעם מתוק כמו ואף חדא אחר.

118

53. שקדים ובננה

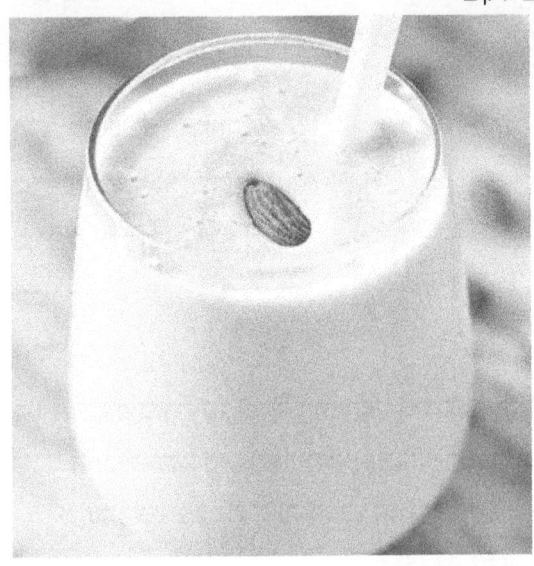

רכיבים:

- 1 בננה ביינוני
- חתיכות אננס בקוביות
- עלי נענע טריים
- שקדים קלויים
- קוביות קרח

כיוונים

(a) פורסים את השקדים לחתיכות דקות ושומרים בצד. מערבבים את הבננה, האננס ועלי הנענע יחד עם קוביות
מעבירים את התערובת כמו תערובת לתת כדי ידק חרק.

(b) מקשטים בפרוסות שקדים ממש לפני ההגשה.

120

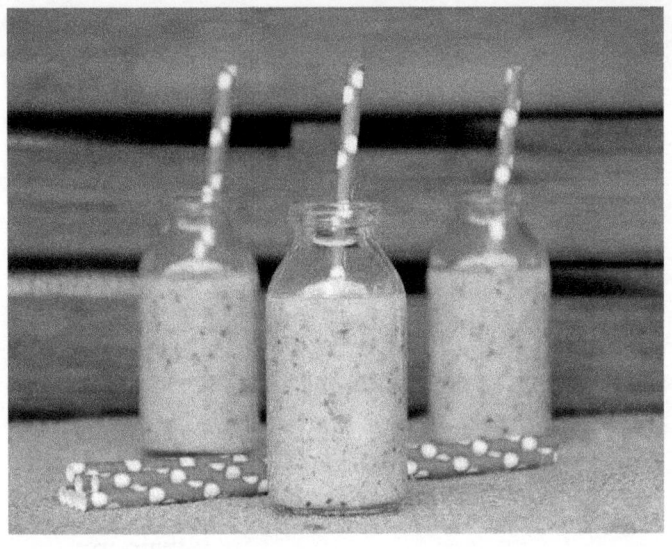

:םיביכר

- םיינגרוא הסח ילע
- ירט ךימס טרוגוי
- םיזופת תסיע
- חרק

םינוויכ

a) םקרמ תתל ידכ זופת תסיע םע טרוגויה תא םיבברעמ םילעה תא םיפיסומו הסחה תא םיחיתרמ יצח .קלח יתסיע .טרוגויה תבורעתל םיצוצקה

b) וז תבורעתל שותכ חרק םיפיסומ ,ףוסבל .בטיה בברעל .ןנוצ םישיגמו

55. הננבו סגא ווציפ

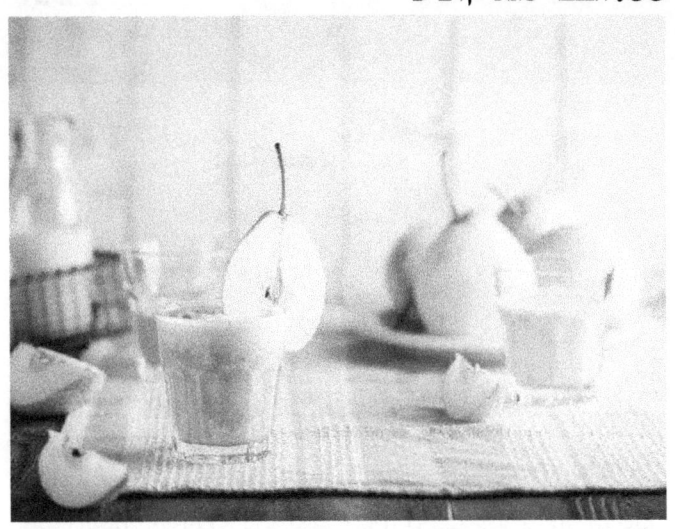

123

רכיבים:

- אגס אורגני 1
- גבעולי כוסברה
- חלב
- בננה בשלה 1
- סוכר

כיוונים

(a) קוצצים את האגס לחתיכות קטנות יותר ושומרים בצד. כותשים את גבעולי הכוסברה בחלב. מוסיפים את הבננה הבשלה לחלב ומערבבים היטב. מוסיפים סוכר לפי הטעם ומוסיפים לשייק את חתיכות האגס הקצוצות.

(b) כאופציה, ניתן להוסיף לשייק עלי ענן להעצמת הטעם והטעם.

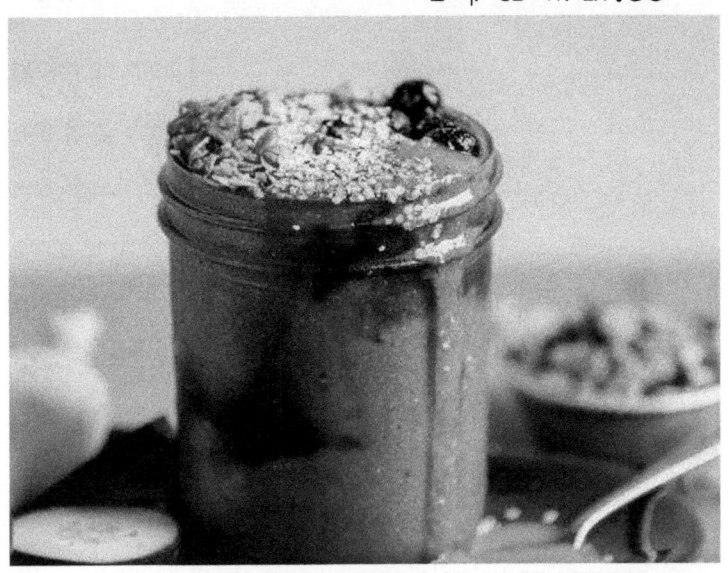

םיביכר:

- הנילוריפס תיפכ 1
- מ"ס 2-3 לדוגב ר'גני'ג תידי
- דרת ילע
- תוריפ טרוגוי
- םימח םימ

העגה תוארוה

a) תלבקל דחי דרתה ילע םע הנילוריפסה תא םיבברעמ יפל תוריפ טרוגויב הסיעה תא םיללדמ .הכימס הסיע ףדעומה םקרמהו םעטה.

b) ומעט תא םיצלחמו םימח םימב ר'גני'גה תא םיחיתרמ. דרתה תבורעתל ר'גני'גה תיצמת תא םיפיסומ הנילוריפסהו.

c) תא ותשו תרשופ תכפוה איהש דע תבורעתה תא םיממחמ תוחוראה ינפל יוצר ,וז הרוטרפמטב קיישה.

57. זוגאו סינאת קייש

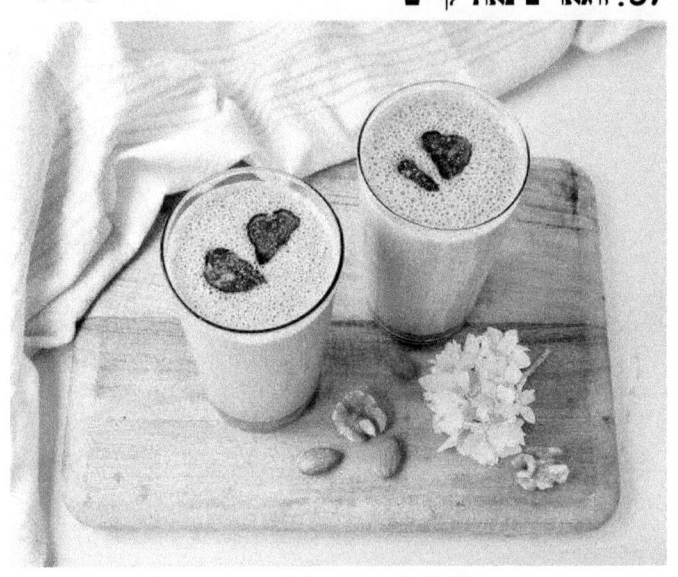

רכיבים:

- 1-2 תאנים טריות
- 3 תותים
- מלח
- אגוזי מלך
- עלי כוסברה
- קוביות קרח
- חלב

כיוונים

a) מוסיפים לחלב חלב, תותים, תאנים ועלי כוסברה ומערבבים עד שהוא הופך חלק ואחיד.

b) שוברים את אגוזי המלך לחתיכות קטנות יותר ומועכים אותם בכמות המלח הנדרשת.

c) מוסיפים את ריסוק האגוזים הגס ממש לפני ההגשה. הגש צונן.

58. הננבו םיקוטסיפ קייש

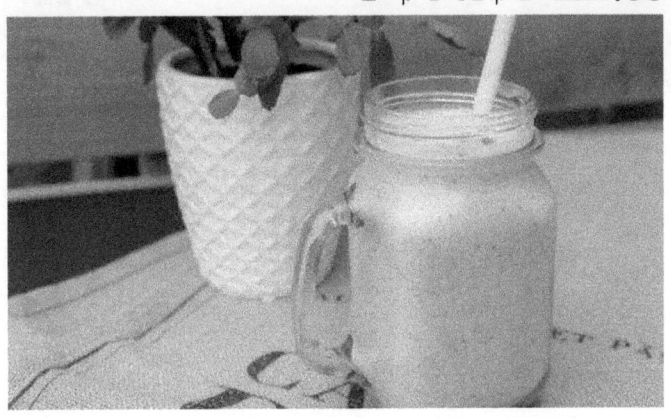

רכיבים:

- פיסטוקים
- מים חמים
- 1 תפוח
- 1 בננה
- 3 מלפפונים

כיוונים

a) הוסף פתיחת תכותח תפוחים קוצצים למים חמים וכתש את
מגררים את המלפפונים ומוסיפים אותם
הבננה לעיסה. מגררים את המלפפונים ומוסיפים אותם
למרמח הבננות.

b) מערבבים היטב את העיסה ומוסיפים אותה למים החמים
כמה תחילים תחופים אל. קוצצים את
הפיסטוקים לשנים ומוסיפים אותם לעיסה התחופים.
כעת מערבבים רק את ממרח הבננה ועיסת התחופים.

c) משתמשים במים החמים כדי ליישר את המקרם. מגישים
חם.

59. היוס קייש

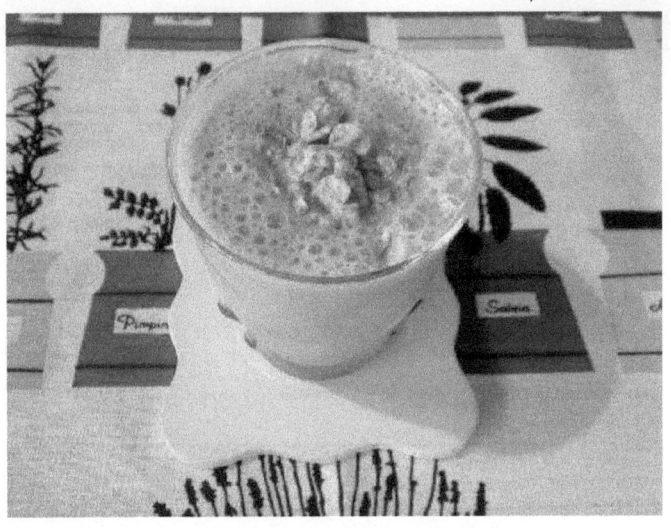

רכיבים:

- הבלֶ֫ן של הביצה
- חלב סוֹיה
- גביני קוטג
- סוכר
- מֶלַח

כיווּנים

a) מערבבים את החלבונים, חלב הסוֹיה וגביני הקוטג 'כדי
ליצור מרקם גרגירי שלייק. מוֹסיפים סוכר ומלח
בפרופורציה שמוּסיף טעם ללישוֹן.

b) על השייק בוש מגררים טעם גביני קוטג'.

132

60. הרפ תנופא קייש

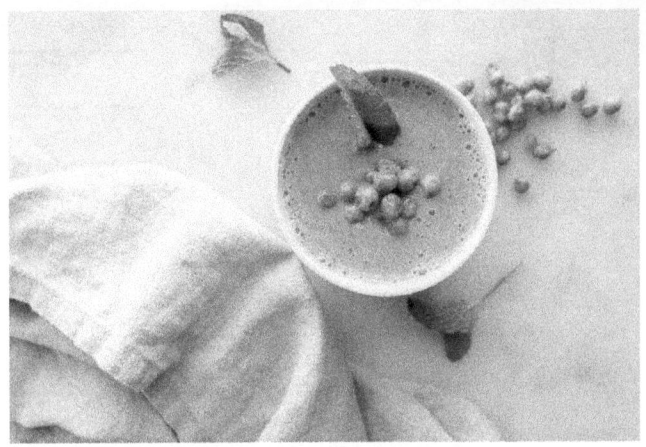

רכיבים:

- גורטס מימד
- עיסת תפוזים
- אפונה פרח
- עלי מנטה
- בצל טרי
- מקרו חלבון: חלבוני ביצה, חלב סויה, גבינת קוטג'.

כיוונים

(a)   קוצצים דק את הבצל ומטגנים אותם על להבה נמוכה. מרתיחים את האפונה ואת הפרטרפה כדי להחמיץ את האפונה הרטובה בצד. שים אותם בצד. מרתיחים את האפונה לחמצה את האפונה. לפהד אותם סופגיים ורכים.

(b)   מערבבים את הירוגרט, עיסת התפוזים היבהל לקבלת סובב האפונה הרפה. מוסיפים את המכים. עיסה הסיכם סוריפים את האפונה הרפה בסוב.

(c)   השתמש ובעלי עני לקישוט מזב. השגחה הגש וצלן.

DETOX SMOOTHIES רקוב תחוראל

61.הקורי הלימג תנוכמ

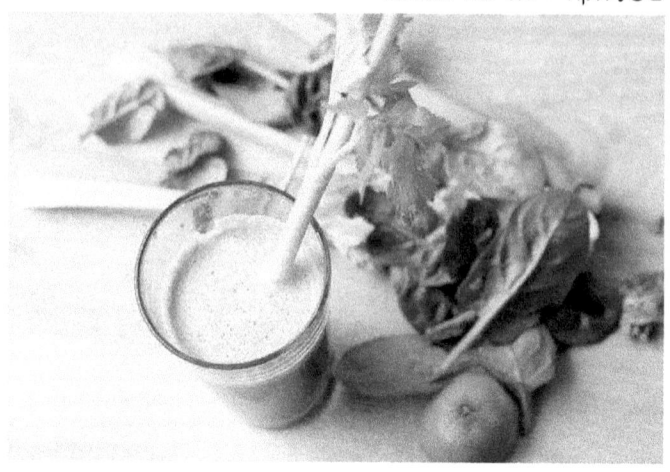

רכיבים:

- 1/2 כוס מים תפוזים
- 2 כפיות ג'ינג'ר
- 2 כוסות קייל
- 1/2 כוס סוברה
- 1 לייל (להסיר את הגרעינים, לשמור על הקליפה)
- 1 תפוח קורי
- 1 בננה (קפוא, האו, קצוצה)

הוראות הגה:

a) .עמבבים את כל החומרים לאיחוד

b) .תהנה

62.מיקורי מילע קייש

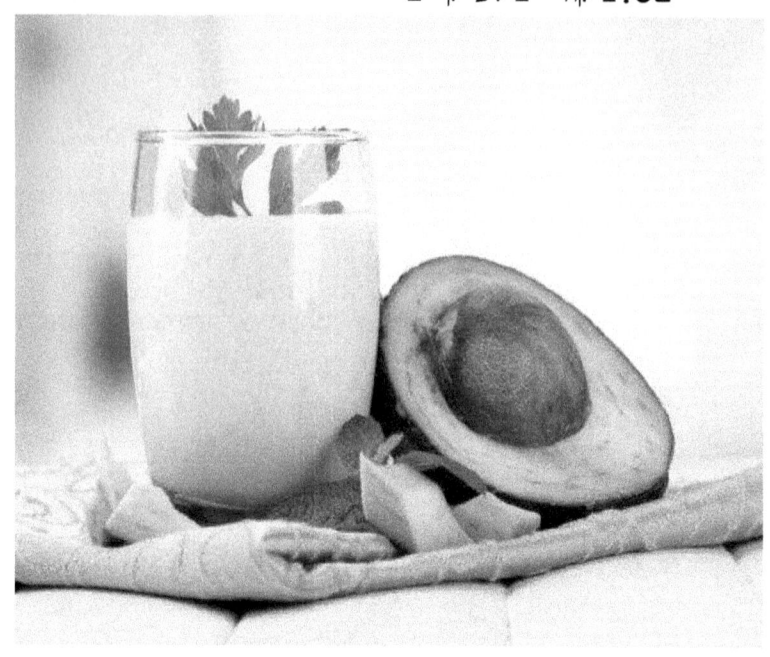

רכיבים:

- 1/2 כוס מי תפוחים
- 2 כוסות ירקות מעורבים
- 1 כוס תרד
- 1 לימון (להסיר את הגרעינים, לשמור את הקליפה)
- 1 אגס
- 1 בננה (קפואה, קצוצה)

הוראות הגשה:

a) מערבבים את כל החומרים לאיחוד.

b) תהנה.

63. קורי ודקובא קייש

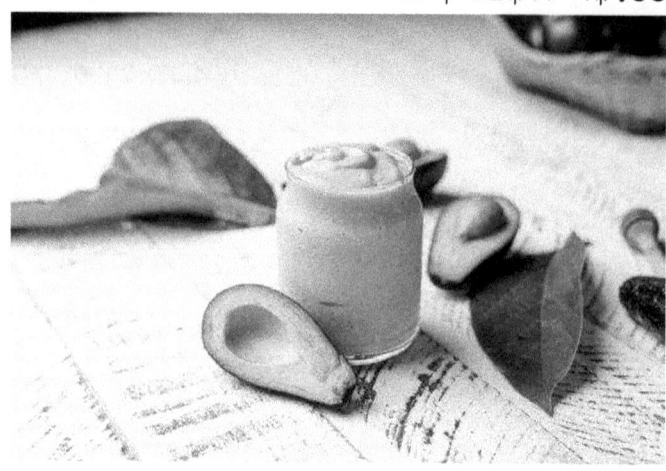

רכיבים:

- 3/4 כוס מי קוקוס
- 1/2 כוס קייל
- 1/2 כוס תרד
- 1/2 כוס אבוקדו
- 2 כוסות ענבים ללא גרעינים
- 1 אגס
- 4 - 5 קוביות קרח

הוראות הגה:

a)‏ .עערבבים את כל החומרים לאיחוד

b)‏ .תהנה

64. רזג קייש

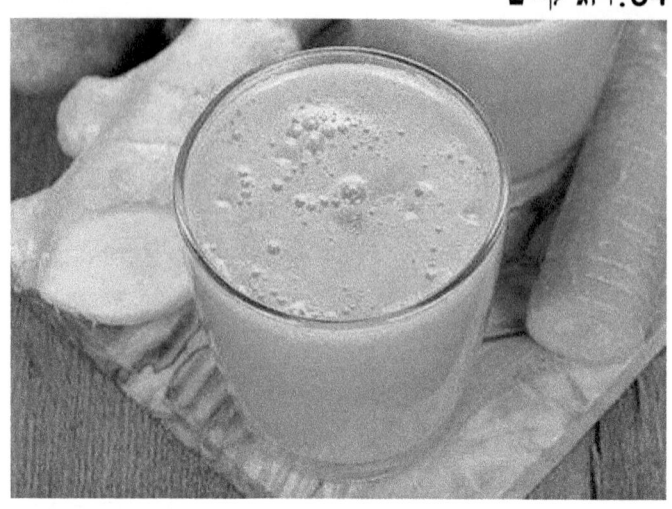

רכיבים:

- 1/2 כוס מים
- 1/2 כוס חלב רזה
- 1/2 כפית. קינמון
- 1/8 כוס שיבולת שועל מגולגלת מיושן
- 1/2 כוס תרד
- 2 גזרים קטנים או גזר אחד גדול (עם צמרות ירוקות)
- 1 בננה (קפואה, קצוצה)
- 4 - 5 קוביות קרח

הוראות הגשה:

a) מערבבים את כל המרכיבים לאיחוד.

b) תהנה.

65. קורי וולמ קייש

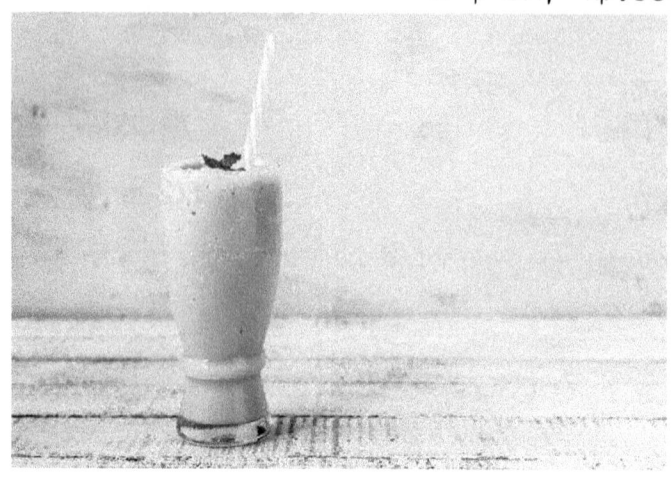

רכיבים:

- 1/2 כוס מים
- 3 כפות. דבש
- 1 טרז לייס (להסיר את הגרעינים, לשמור על הקליפה)
- 1 כוס קייל
- 1/2 כוס קנטלופ
- 1/2 כוס טל דבש
- 4 - 5 קוביות קרח

הוראות הגשה:

(a)   מערבבים את כל החומרים לאיחוד.

(b)   תהנה.

145

66.מרענן מלפפון תענוג

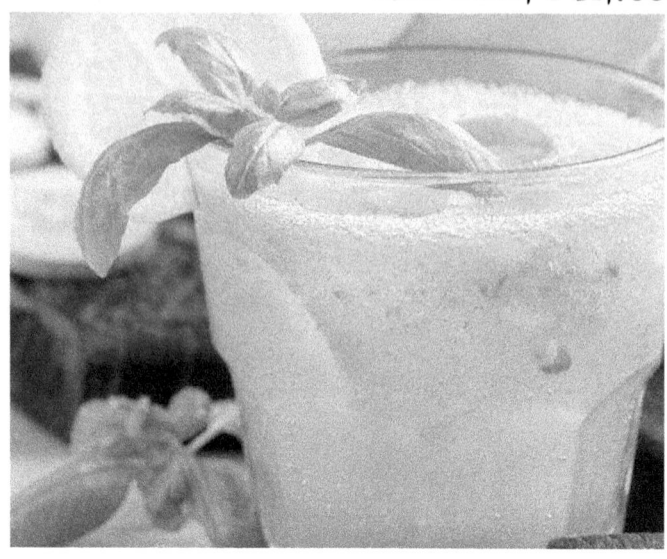

רכיבים:

- 1/2 כוס מים
- 4 כפות. דבש
- 2 כוסות קייל
- 1 טרז לייל (הלסיר את הגרעינים, לשמור על הקליפה)
- 2 מלפפונים (הלסיר גרעיני הקליפו)
- 4 - 5 קוביות קרח

הוראות הגעה:

a)   מערבבים את כל החומרים לאיחוד.

b)   תהנה.

67. שייק ברי גרין

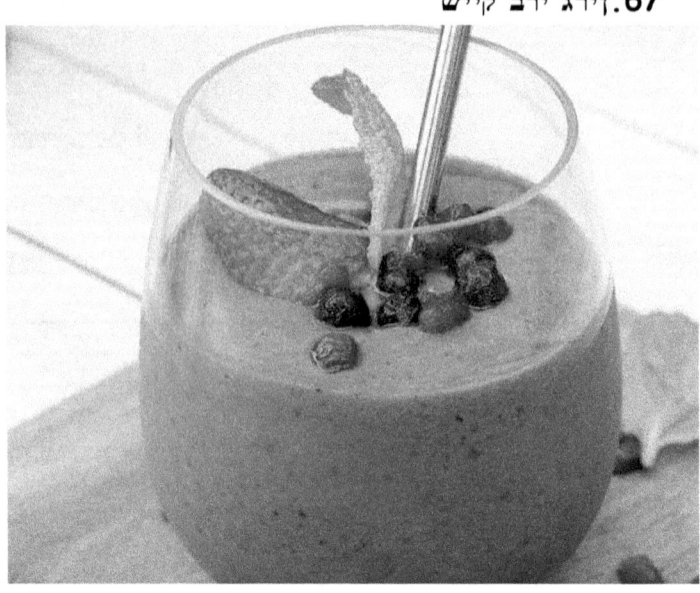

רכיבים:

- 1/2 כוס מים תפוחים
- 1 כוס תרד
- 2 כוסות פירות יער מעורבים
- 1 בננה (קפואה, הצוצק)
- 4 - 5 קוביות קרח

הוראות הגה:

a) מערבבים את כל החומרים לאחד.

b) תהנה.

149

68. הנגב קייש

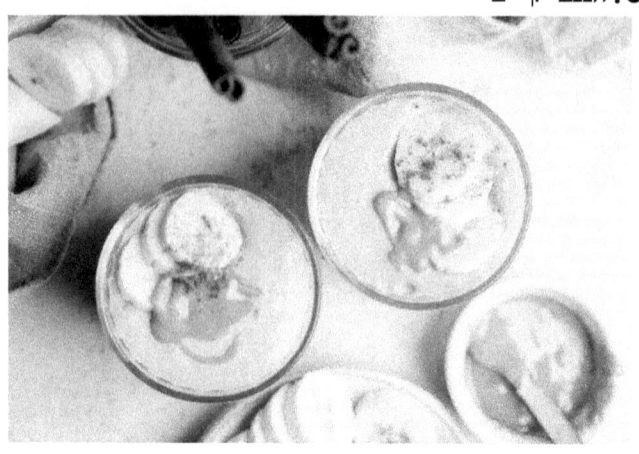

:םיביכר

- בלח סוכ 1/2
- לינו טרוגוי סוכ 1/2
- שבד .תויפכ 2
- ןומניק .תיפכ 1/4
- תוננב 2
- דרת סוכ 1
- חרק תויבוק 5 - 4

:העגה תוארוה

a)‏   .דוחיאל םירמוחה לכ תא םיבברעמ

b)‏   .הנהת

69. חיטבא קייש

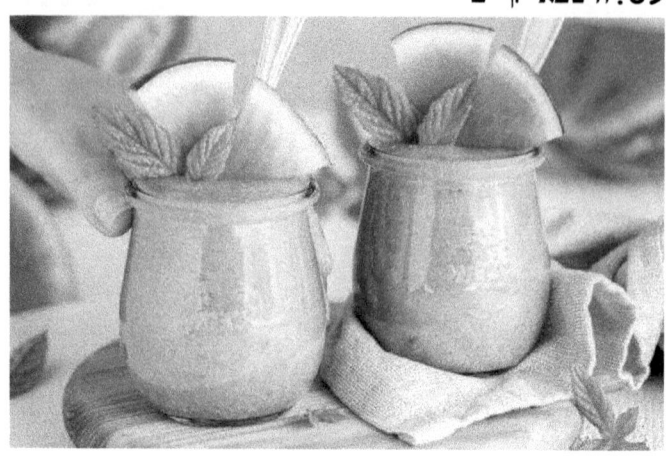

רכיבים:

- 2 כוסות אבטיח
- 1 כוס תרד
- 1/2 כוס תותים
- 1/2 כוס אפרסקים קפואים
- 4 - 5 קוביות קרח

הוראות הגעה:

a) מערבבים את כל החומרים לאיחוד.

b) תהנה.

70. סינטוב תאמח קייש

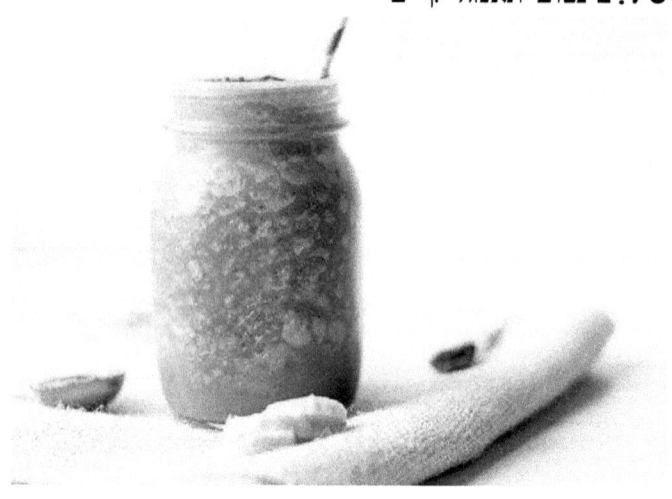

רכיבים:

- 1 כוס חלב רזה
- 3 כפות. חמאת בוטגים
- 2 כוסות תרד
- 1 בננה (קפואה, קצוצה)

הוראות הגעה:

(a)   מערבבים את כל החומרים לאיחוד.

(b)   תהנה.

71. הנבב תות קייש

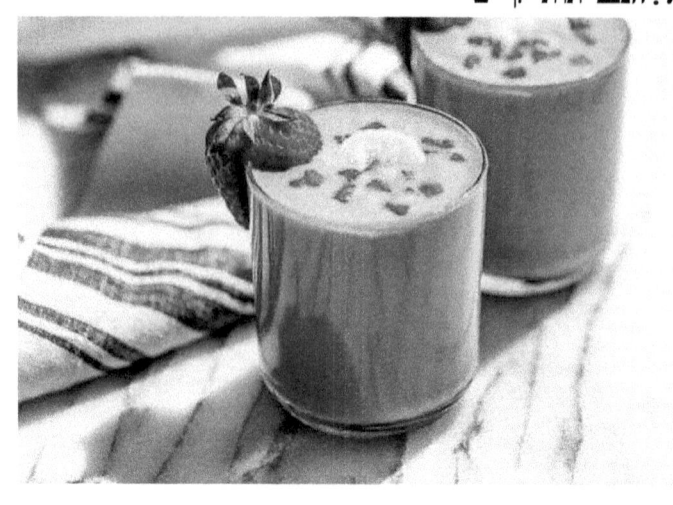

:מרכיבים

- 1/2 כוס מים
- 1/2 כוס חלב בזר
- 1/2 כוס יוגורט ינו
- 2 כפיות. דבש
- 1 כוס יקרות מעוברים
- 1/2 כוס תותים
- 1 בננה (האופק, הצוצק)
- 4 - 5 קוביות קרח

:הוראות הגעה

a) מערבבים את כל החומרים לאיחוד.

b) התנה.

157

72. דקש םולח

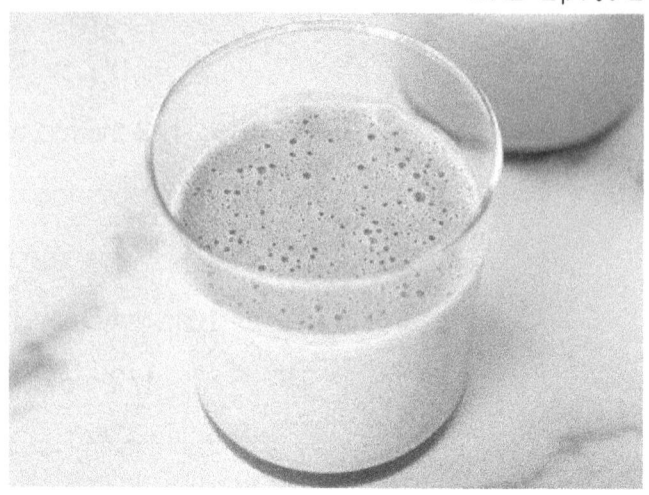

רכיבים:

- 1 כוס חלב שקדים
- 3 כפות. חמאת שקדים
- 1 כוס קייל
- 1 כוס תרד
- 1/4 כוס אוכמניות
- 1/4 כוס אוכמניות
- 4 -5 קוביות קרח

הוראות הגשה:

a)   מערבבים את כל החומרים לאיחוד.

b)   תהנה.

73. מיזוגאו מיקורי תוריפ קייש

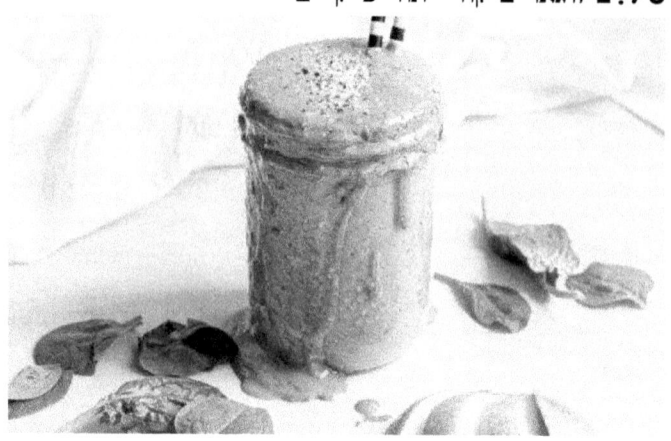

רכיבים:

- 1 כוס חלב שקדים
- 1/4 כוס גרעיני חמניות
- 1/4 כוס קשיו
- 3 כוסות תרד
- 2 תאכירים
- 1/2 כוס אוכמניות
- 1 בננה
- 4 - 5 קוביות קרח

הוראות הגשה:

a) ‏.ערבבים את כל החומרים לאיחוד

b) ‏.תהנה

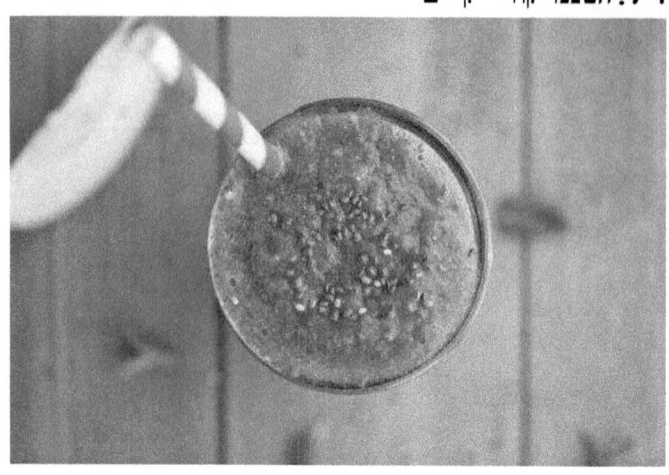

74. הטנמ קורי קייש

םיביכר:

- םיחופת ץימ סוכ 1/2
- ןוחט ר'גני'ג .פכ 1
- ענענ ילע סוכ 1/4
- דרת סוכ 1
- לייק סוכ 1
- סגא 1
- חרק תויבוק 5 - 4

העגה תוארוה:

a) .דוחיאל םירמוחה לכ תא םיבברעמ

b) .הנהת

שייק דטוקס לאראות צהרהיים

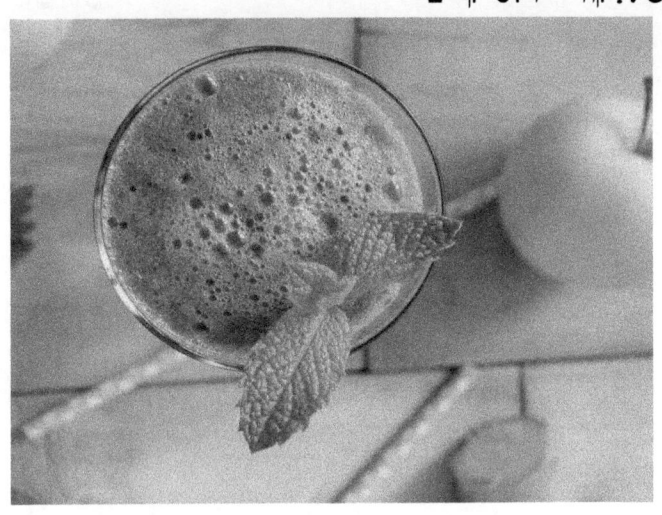

רכיבים:

- 1 גבעול לוס, פרוס קד
- 4 בננות בשלות אמיתיות
- חופן ביבי תרד
- 1 כוס ים קרח או קוביות קרח

הוראות הגה:

a) מוסיפים את כל המרכיבים הללו בלנדר ומטגנים עד
לקבלת מחית חלקה.

76. ווירג דראלוק קייש

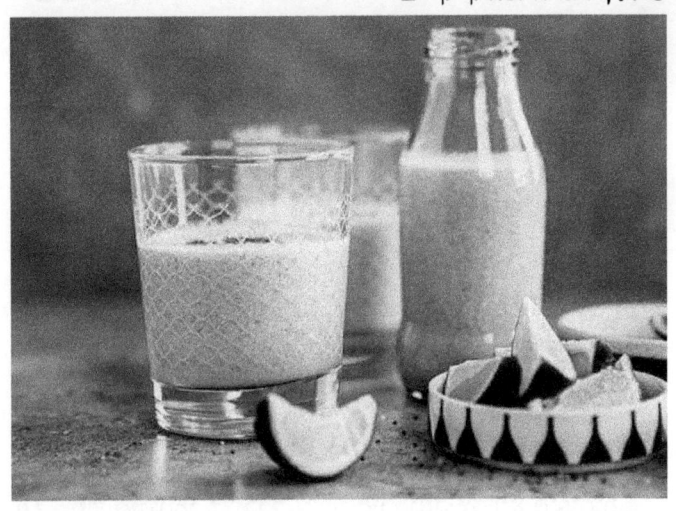

:םיביכר

- סוקוק ימ .תויקנוא 4
- האופק הננב 1
- תוינמכוא סוכ 1
- םיניערג אלל םיבנע סוכ 1
- .לועבגהו םילועבגה אלל ,ןירג דראלוק ןפוח
- חרק תויבוק וא חרק ימ סוכ $\frac{1}{2}$

:העגה תוארוה

a) דע םינגטמו רדנלבב וללה םירמוחה לכ תא םיפיסומ .בוט שממ הז .קייש תלבקל

b) .המיעט םיירהצ תחורא הווהת וזה םימעטה תבורעת לכ

77. קורי וגנמ קייש

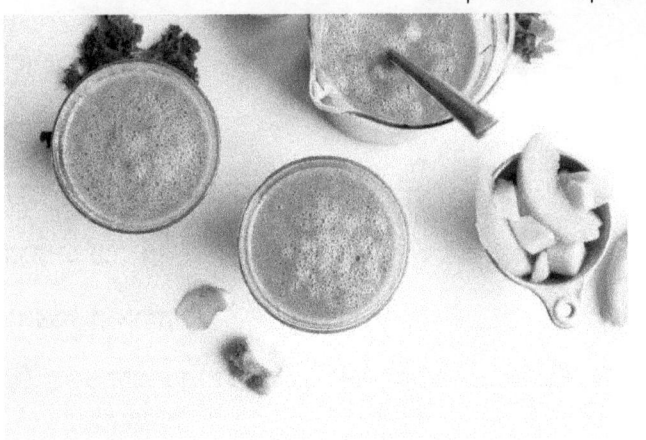

רכיבים:

- 1 בננה קפואה
- 1 מנגו, פרוס
- 2 חופני טובים של בייבי תרד
- 1 כוס מי קרק

הוראות הגה:

a) מוסיפים את כל המרכיבים הללו לבלנדר ומטגנים עד לקבלת מחית חלקה

78.סיעטו ףירח קורי קייש

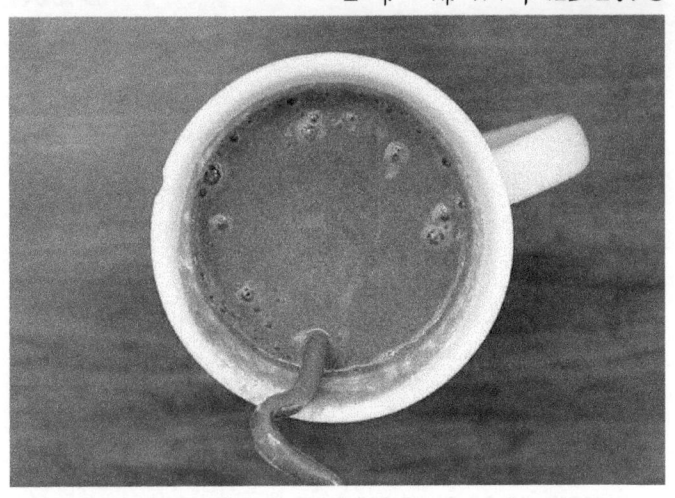

רכיבים:

- ½ כוס חלב שקדים וניל טהור
- 1 בננה
- קוורטו של קינמון
- 1 חופן תרד
- 1 כף אבקת מי גבינה
- 1 כוס קרח

הוראות הגה:

a) מוסיפים את כל המרכיבים הללו לבלנדר מוטגנים עד
לקבלת מחית חלקה.

79. הרטמ לכל קורי קייש

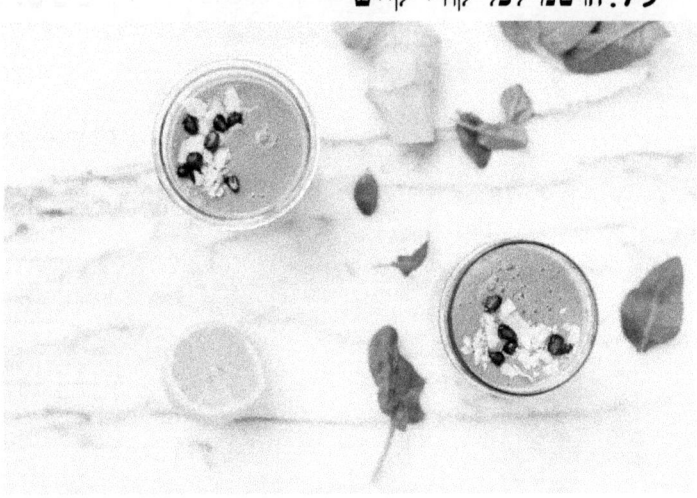

:מיביכר

- הננב 1
- סורפ חופת 1
- סורפ סגא 1
- דותח ,ירלס לועבג 1
- ןומיל $\frac{1}{2}$
- דרת םינפוח 2
- ןמור תסח ןפוח 1
- היל'זורטפ טעמ
- הרבסוכ תצק
- חרק סוכ 1

:העגה תוארוה

a)   וילעמ םיטחוס זאו רדנלבל םיביכרמה לכ תא םיפיסומ
תא הלימו'ן. טוחנים דע שהוה חלק.

80. קורי הת קייש

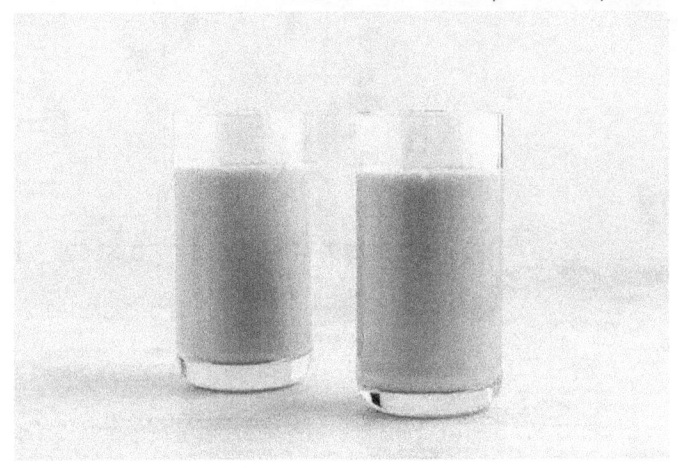

רכיבים:

- 1 כוס תה ירוק
- 1 גזר
- 1 בננה
- 2 חופני קייל (כל גבעולים וא גבעול)
- עמט קוביות קרח

הוראות הגשה:

(a)   מוסיפים את כל החומרים לבלנדר ומטגנים עד לקבלת
מחית חלקה. זה הוא בחיר מצוית לארוחת צהריים.

81. װמיל װפּפלמ קורי קײש

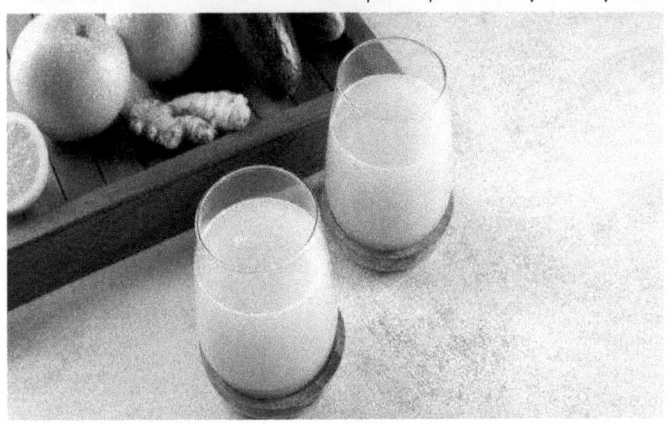

רכיבים:

- מלפפון 1
- אגס, פרוס 1
- גבועלי סלרי 4
- לימון קווף 1
- כוס מי קרח ½

הוראות הגשה:

(a) מוסיפים את כל המרכיבים הללו לבלנדר ומטגנים עד שהם חלקים.

(b) מבחר מושלם לארוחת צהריים; זה ייתן לך את האנרגיה שאתה צריך לשארית אחר הצהריים.

178

82. וישק קורי קייש

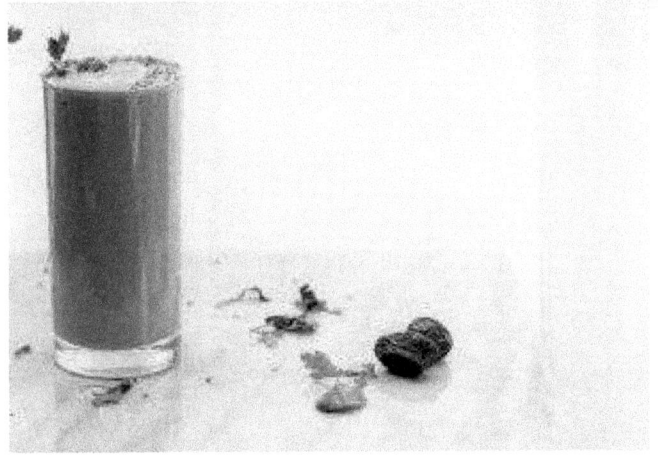

‫:מיביכר‬

- ‫1 סוכ ימ קוקוס‬
- ‫½ סוכ קשיו‬
- ‫1 בננה‬
- ‫2 תאריכים‬
- ‫1 כף זרעי פשתן‬
- ‫חופן אחד של תרד‬

‫:הוראות הגה‬

a) ‫מוסיפים את כל המרכיבים לבלנדר ומטגנים עד לקבלת מרקם חלק.‬

b) ‫זה טעים והקשיו נותן לו משהו מיוחד. בחירה מצוינת לארוחת הצהריים‬

180

83. קורי סותכ קייש

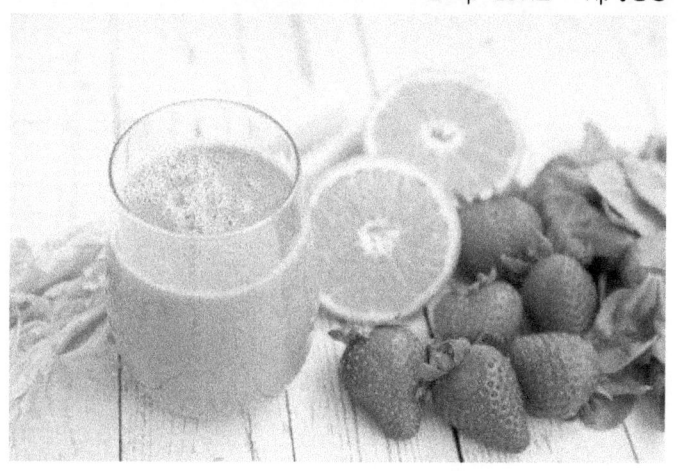

רכיבים:

- בננה 1
- 5 תותים גדולים
- ½ כוס תפוז קלוף
- ½ כוס תפוח פרוס
- מעט זרעי פשתן
- 2 חופנים תרד
- 1 כוס מי קרח

הוראות הגשה:

a) מערבבים את כל החומרים לתוך הבלנדר ומטגנים עד
   לקבלת מרקם חלק.

b) זה נפלא ומושלם לאורחות צהריים.

84. קוריו תוריפ קייש

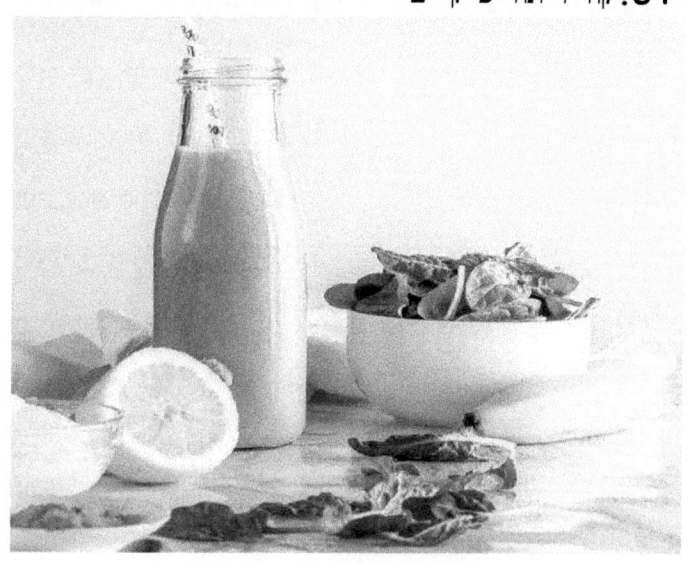

םיביכר:

- ליגר ינווי טרוגוי ןטק לכימ 1
- תיעבט ןובלח תקבא סוכ 1/2
- תוינמכוא סוכ ½
- םיסורפ ,םיקסרפא סוכ ½
- סורפ ,סננא סוכ ½
- םיתות סוכ ½
- סורפ ,וגנמ סוכ ½
- (םילועבגהו םילועבגה תא ריסהל) לייק ןפוח 1
- חרק ימ סוכ ½

העגה תוארוה:

a) דע םינגטמו רדנלבל וללה םיביכרמה לכ תא םיפיסומ הקלח תיחמ תלבקל.

b) הזה םלועהמ אל הז.

85. קורי ר'גני'ג קייש

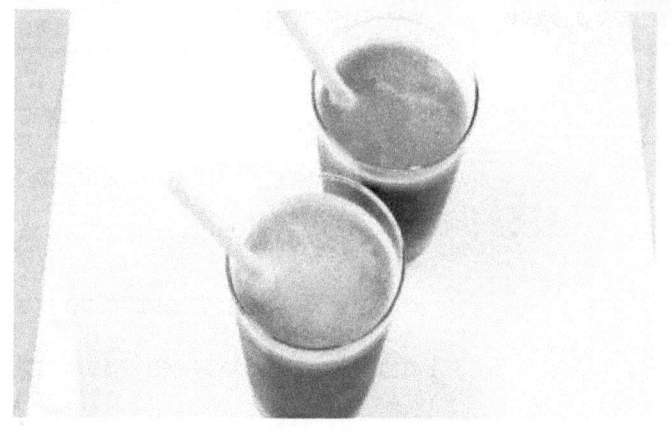

:םיביכר

- חופז קטן של פטרוזילי‏ה
- 1 מלפפון, פרוס
- 1 לימון קלוץ
- 1 איני‎' של שורש ג‎'ני‎'ר
- 1 כוס תפוחים קפואים
- 1 חופז קייל (כל הגבעולים והגבעולים)
- ½ כוס מי קרח

:הוראות הגשה

a) מערבבים את כל החומרים הללו לתוך הבלנדר ומטגנים עד לקבלת מרקם חלק. זה טוב מאוד.

b) כל המרכיבים האלה נפלאים ביחד. בחירת הבוט לאורחת צהריים

86. שייק מלון גריר

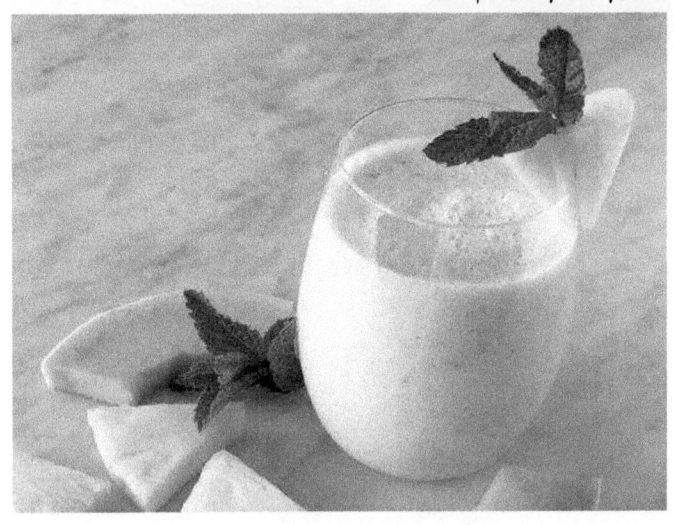

רכיבים:

- ½ כוס דובדבנים שחורים, מגולענים
- בננה 1
- חופן קטן של קייל, חתוך
- ½ כוס אוכמניות
- ½ כוס מלון ירוק
- ½ כוס מי קוקוס
- ½ כוס קוביות קרח

הוראות הגשה:

a) מוסיפים את כל המרכיבים הללו לבלנדר ומטגנים עד שהוא חלק. זה טוב מאוד.

b) כל הטעמים נפלאים ביחד.

87. מידקש סוקוק טרוגוי קורי קייש

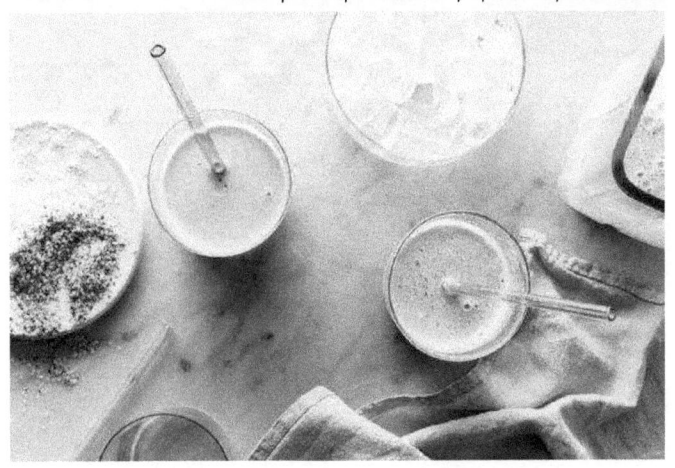

רכיבים:

- 1 כוס יוגורט שקדים קוקוס
- חובר של כוסברה
- חופן תרד
- אבוקדו, פרוס
- 1 כוס אוכמניות, תותים או אפל
- 1 מנגו, פרוס
- ½ כוס מי קוקוס
- מי חלב טרוק
- מי קרח

הוראות הגשה:

a)   מוסיפים את כל החומרים לבלנדר ומטגנים עד לקבלת מרקם חלק. מוסיפים את המים לפי הצורך. הזו ושייק חמית החלק. מוסיפים את המים לפי הצורך. הזו ושייק חלק. ורוקי טעים עם טעם נהדר.

b)   כל תערובת הטעימים הזה וזה עינת גונע לשתייה.

190

88. ונערמ קורי קייש

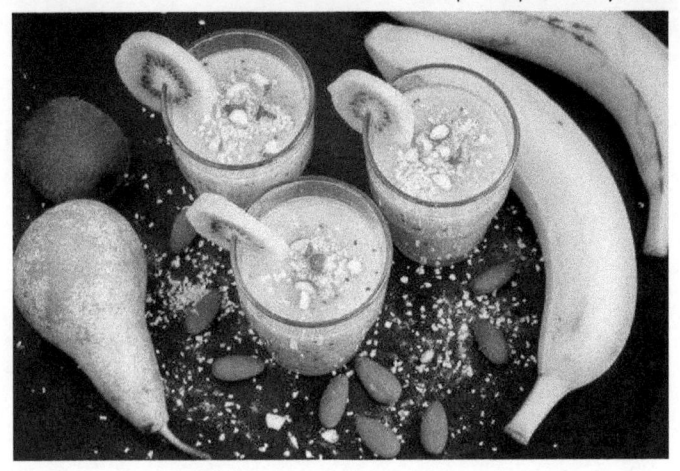

רכיבים:

- 1 כוס אננס, חתוך
- 1 בננה קפואה, חתוכה
- 1 מנגו, פרוס
- $\frac{1}{2}$ כוס מי קרח
- חופן ביבי תרד

הוראות הגשה:

a) מוסיפים את כל החומרים לבלנדר ומטגנים עד לקבלת מחית חלקה. זה ממש טעים ומרענן.

b) זהו בחיר מצוינת לארוחת צהריים.

DETOX SMOOTHIES ברע תחוראל

89. הטנמ לטפ קורי קייש

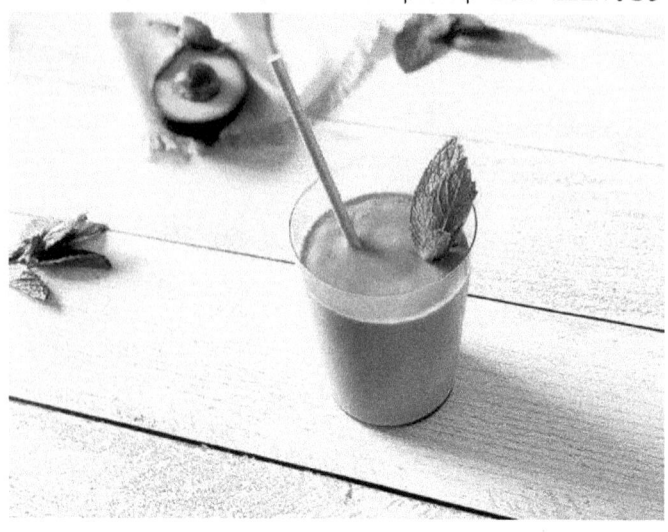

תונמ 2 :הניכמ

רכיבים:

- יראה ןש יקורי (םרג 78) תוסוכ $1\frac{1}{2}$

- הצוצק ענענ (םרג 23) סוכ $\frac{1}{4}$

- אופק לטפ (םרג 308) תוסוכ $2\frac{1}{2}$

- תנעלוגמ Medjool רמת 1

- םינוחט ןתשפ יערז תופכ 2

- םירהוטמ םימ

הרואת הגעה:

(a) סוכל םירהוטמה םימה דבלמ דבלמ םיביכרמה לכ תא םיפיסומ
אל םהש דכ לע הדפקה דות דנוצרכ םימ ףסוה .ההובגה
. הסקמה וק תא םירבוע

(b) . קלח םסקרמ תלבקל דע םידבעמ

90. ירב יוקינל קייש

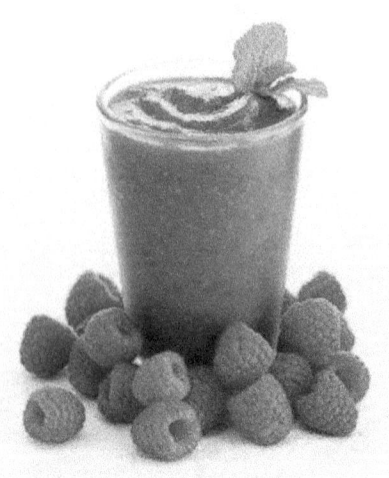

תונמ 2 :הניכמ

רכיביס:

- 3 עלי מנגולד שוויצרי, גבעולים הוסרו
- ¼ כוס (28 גרם) חמוציות שלובות
- 2 כוסות (288 גרם) אוכמניות
- 1 תמר Medjool מגולענת
- 2 כפות זרעי פשתן טחונים
- מים מטוהרים

הוראות הגה:

(a) מוסיפים את כל המרכיבים מלבד המים המטוהרים לכוס סוה. והגבוהה. הוסף מים כרצונך תוד כדי הקפדה על כך שהם לא עוברים את קו המסק.

(b) מעבדים עד לקבלת תערובת חלקה.

91.קורי טסיווט קייש

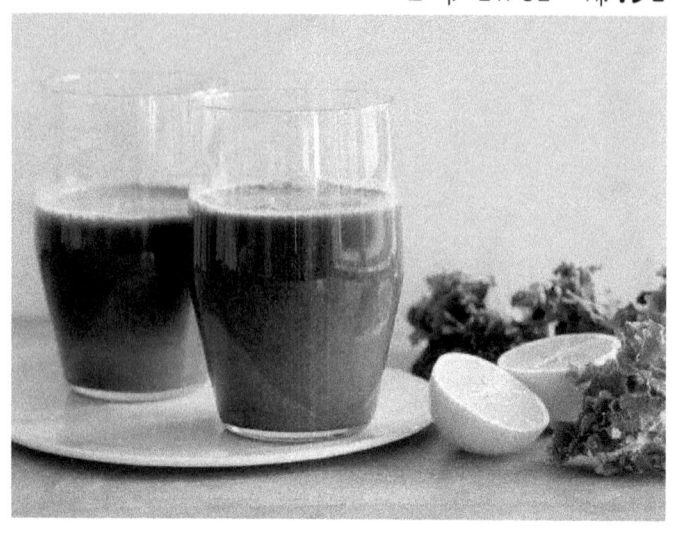

מכינה: 2 מנות

רכיבים:

- 1 כוס (67 גרם) קייל, גבעולים הוסרו, הצלעות הוסרו וקוצצו
- 1 כוס (55 גרם) ירוקי שן הארי
- 1 תפוז, קולף, זרע וקוצץ
- 2 כוסות (288 גרם) תות
- 2 כוויי, קולפים קוצצים
- ½ כף מיץ ליים
- מים מטוהרים

הוראות הגשה:

a) מוסיפים את כל המרכיבים מלבד המים המטוהרים לכוס. הוסף מים כרצונך עד להקפדה על כך שהם לא הגבוהה. ערבבים את קו המסק.

b) מעבדים עד לקבלת מרקם חלק.

92. הדלוק הניפ קורי קייש

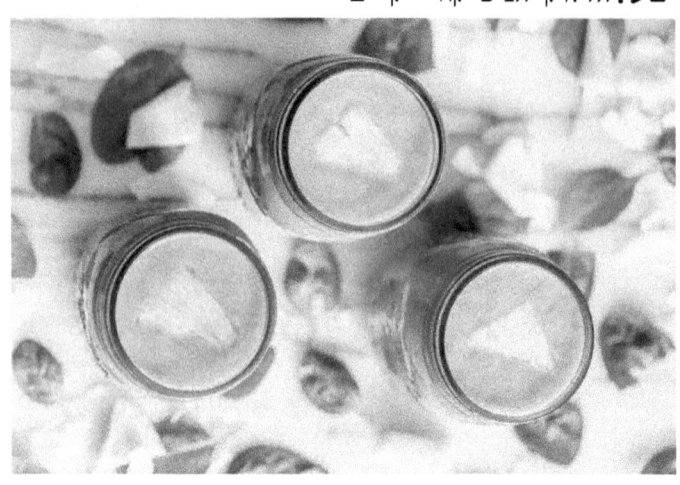

תונמ 2 :הניכמ

:םיביכר

- קלס יקורי (םרג 76) תוסוכ 2
- ץוצק ,ירט סננא (םרג 166) סוכ 1
- תוינמכוא (םרג 144) סוכ 1
- םינוחט ןתשפ יערז ףכ 1
- ינגרוא סוקוק ןמש ףכ 1
- סוקוק ימ (ל"מ 240) סוכ 1
- םירהוטמ םימ

:העגה תוארוה

a) סוכל םירהוטמה םימה דבלמ םיביכרמה לכ תא םיפיסומ אל םהש דכ לע הדפקה דות דנוצרכ םימ ףסוה .ההובגה . סקמה וק תא םירבוע

b) .הקלח תבורעת תלבקל דע םידבעמ

93. צידנית חמוציות גרגיר הנחלים

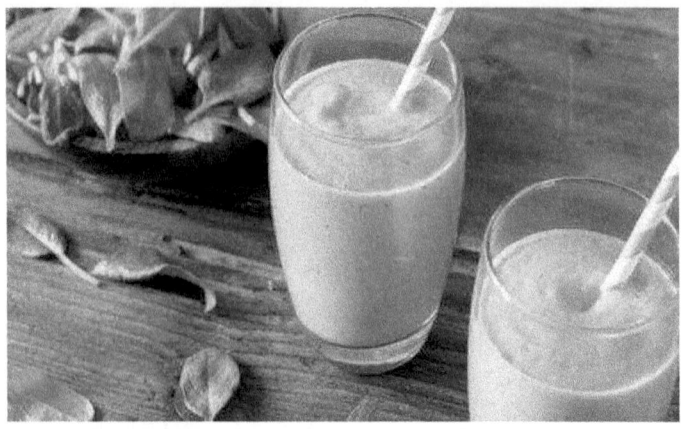

מכינה: 2 מנות

רכיבים:

- גרגרי נחלים (70 גרם) 2 כוסות
- חמוציות שלושות טריות (28 גרם) כוס ¼
- 1 בננה בשלה, פרוסה
- 1 תפוז, קלוף וקצוץ
- 1 תמר Medjool מגולענת (אל הוגבה)
- 1 כף אבקת שעה חיטה
- מים מטוהרים

הוראות הגשה:

(a)   מוסיפים את כל המרכיבים מלבד המים המטוהרים לכלי הבלנדר. מוסיפים די מים כרצונך תוך הקפדה על כך שהם לא יהוו. הוסף מים כרצונך תוך הקפדה על כך שהם לא עוברים את קו המקסם.

(b)   מעבדים עד לקבלת תערובת חלקה.

203

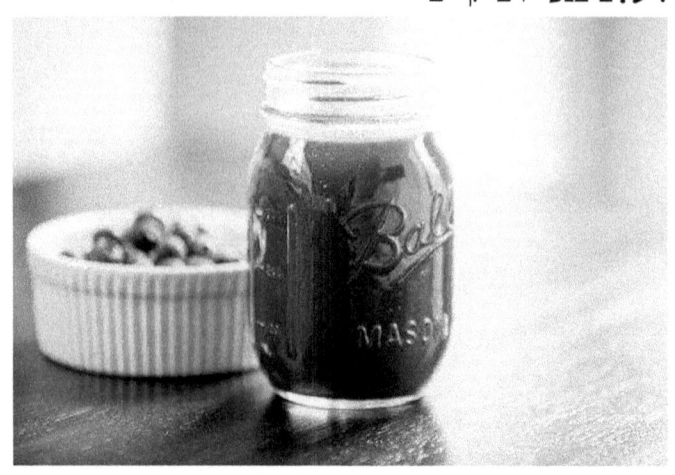

תונמ 2 :הניכמ

:םיביכר

- ורסוה םילועבג ,ירט דרת יבייב (םרג 60) תוסוכ 2 םיצוצקו
- םיניערג אלל םיקורי םיבנע (םרג 46) סוכ ½
- לטפ (םרג 124) סוכ 1
- (הבוח אל) Medjool רמת 1
- הי'צ יערז תופכ 2
- תינגרוא ןומניק תקבא תיפכ 1
- םירהוטמ םימ

:הנכה תוארוה

a) סוכל םירהוטמה םימה דבלמ םיביכרמה לכ תא םיפיסומ אל םהש דכ לע הדפקה דות דנוצרכ םימ ףסוה .ההובגה . סקמה וק תא םירבוע

b) .קלח םקרמ תלבקל דע םידבעמ

95. תוינמכוא ר'גני'ג קורי קייש

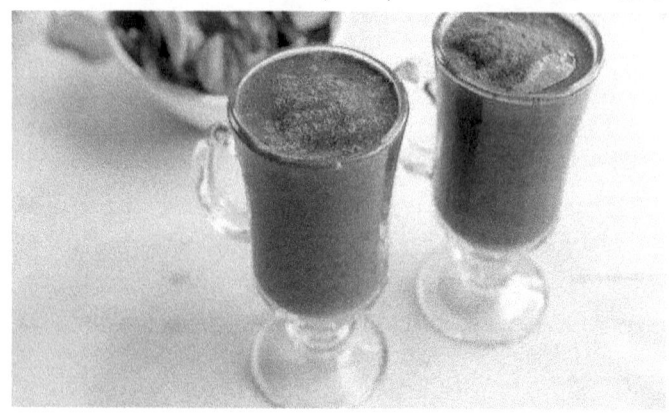

רכיבים:

- דרת ייבי (גרמ 60) כוסות 2

- אוכמניות (גרמ 288) כוסות 2

- נבנה בשלה, פרוס

- שורש ג'ינג'ר בגודל 1 אינץ' (2 ס"מ), שטוף וקצוץ

- מיץ קוקוס ורגניים (מ"ל 480) כוסות 2

- מים מטוהרים (אל חובה)

הוראות הגעה:

(a) מוסיפים את כל המרכיבים בלמבד המה מים המטוהרים כלוס

אל שהם עד כך על הקפהד תוך כרצונד מים פסוה. ההובגה
עוברים את וק המקס.

(b) מעבדים עד לקבלת תערובת חלקה.

96. קורי חופת ודקובא קייש

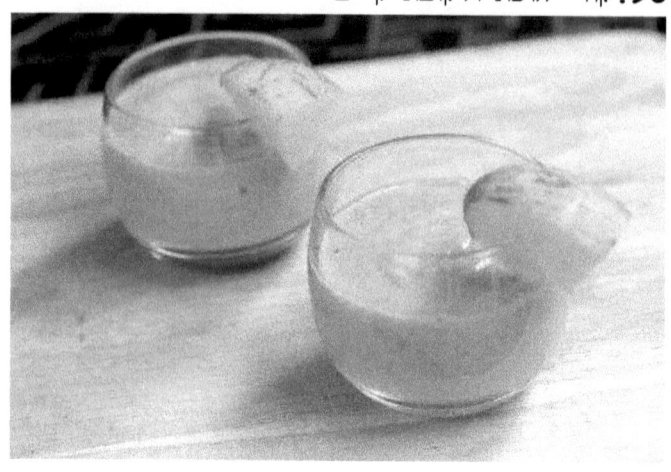

רכיבים:

- 2 כוסות (76 גרם) רוקימי אביביים
- 1 תפוח קורי, מגורו קוצץ
- 1 פרוסה (100 גרם) אבוקדו
- ½ כוס (46 גרם) נבעי אדומים
- ½ כוס (77 גרם) אוכמניות
- ½ כפית מיץ לימון
- מים מטוהרים

הוראות הגשה:

a) מוסיפים את כל המרכיבים מלבד המים המטוהרים לכלי
   הגשה. מוסיפים מים כרצונך ותוך הקפדה על כך שהם לא
   עוברים את קו המסק.

b) מעבדים עד לקבלת מרקם חלק.

97. ציה שוויצרית אלגנטית

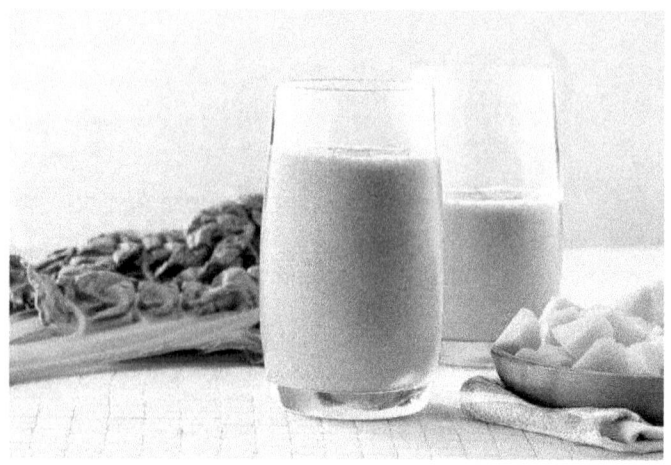

רכיבים:

- ½ כוס (30 גרם) פטרוזיליה טרייה
- 1½ כוסות (54 גרם) מנגולד שווייצרי, קצוץ
- 2 אפרסקים בשלים, מגולענים וקצוצים
- 1 תמר Medjool
- 1 כוס (144 גרם) תותים
- 2 כפות זרעי צ'יה
- מים מטוהרים

הוראות הגשה:

(a) מוסיפים את כל המרכיבים מלבד המים המטוהרים לכוס הגבוהה. הוסיפו מים כרצונך, תוך הקפדה על כך שהם לא עוברים את קו המקס.

(b) מעבדים עד לקבלת תערובת חלקה.

98. חוכ קורי ביבא קייש

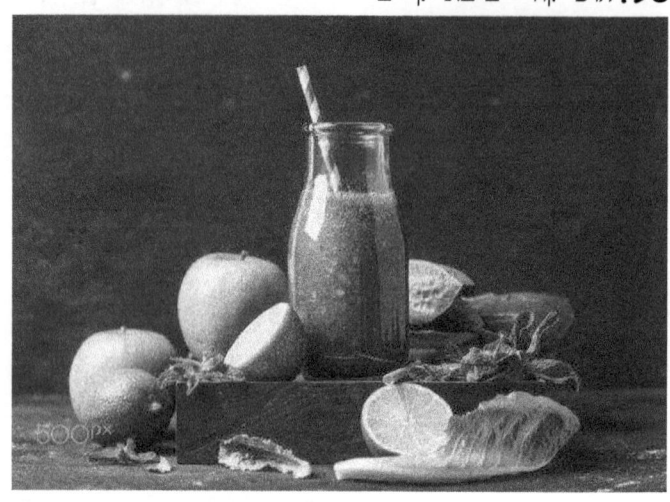

תונמ 2 : הניכמ

:םיביכר

- 2 כוסות (76 גרם) רוקימ אביביים
- 1 מנגו ובשל, חתוך לקוביות
- 1 תפוז, קלוף, זרע וקוצץ
- 1 כוס (124 גרם) פטל
- 2 כפות זרעי צ'יה
- 1 כף זרעי שפתן וטחונים
- מים מטוהרים

:הוראות הגה:

(a) מוסיפים את כל המרכיבים בלמד המטוהרים מים לכוס מרכיבים את כל עד שהם לא תוך הקפדה על כך צורנד מים ופסו. ההובגה עוברים את וק המקס .

(b) מעבדים עד קלבלת תערובת חלקה.

213

99. קורי ירב וקוק קייש

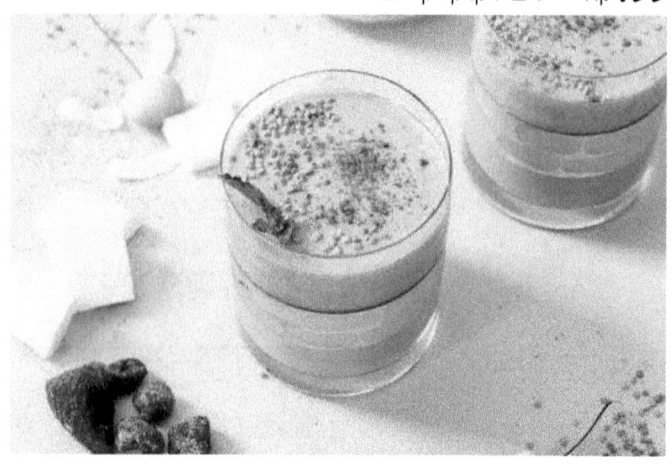

תונמ 2 : הניכמ

:םיביכר

- עורק ,ירציווש דלוגנמ (מרג 72) תוסוכ 2
- םיסורפ ,סננא יחתנ (מרג 83) סוכ $\frac{1}{2}$
- תוינמכוא (מרג 144) סוכ 1
- ץוצק ,שבד לט ןולמ (מרג 152) סוכ 1
- הלועמ תיתכ סוקוק ןמש ףכ 1
- םירהוטמ םימ

:העגה תוארוה

a) סוכל םירהוטמה םימה דבלמ םיביכרמה לכ תא םיפיסומ אל םהש דכ לע הדפקה דות דנוצרכ םימ ףסוה .ההובגה . סקמה וק תא םירבוע

b) .הקלח תבורעת תלבקל דע םידבעמ

100. שייק גוג'י ברב מעורב

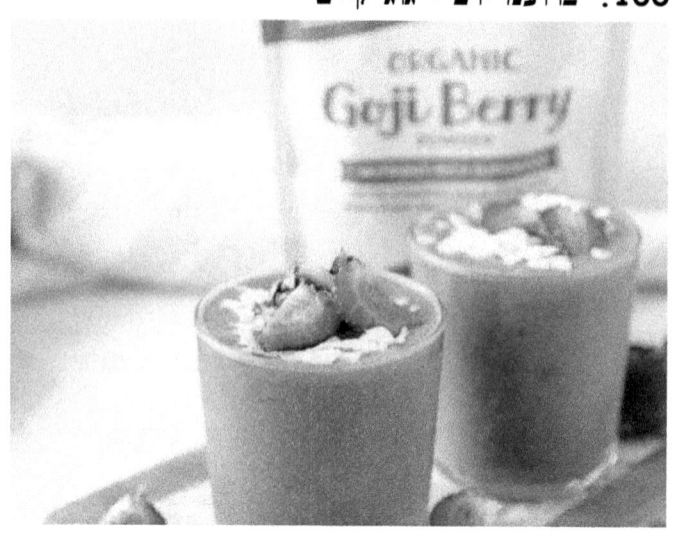

רכיבים:

- 2 כוסות (110 גרם) חסת רומיין, קצוצה
- 1 בננה בשלה, פרוסה
- ¼ כוס (30 גרם) גוג׳י ברי
- 1 כוס (144 גרם) פירות יער מעורבים
- שורש ג׳ינג׳ר בגודל 1 אינץ׳ (2.5 ס"מ).
- מים מטוהרים

הוראות הגעה:

a) מוסיפים את כל המרכיבים בלמד מים המטוהרים לכוס
   הוסף מים כרצונך דרות לעל הקפדה כך שהם לא
   עוברים את קו המקס.

b) מעבדים עד לקבלת מרקם חלק.

מוכיס

ןווג רידגהל רוזעל לוכי קורי קייש םע רקובה תא ליחתהל קר םיליכמ םילער יוקינל הלאה םיקיישה בור .םויה לכל רדהנ ומכ ,רחא והשמ םע ותוא בלשל וצרת זא ,הנמל תוירולק 100 היהת וז םא ,האלמ הטיחמ טסוט לע םינטוב תאמח וא הציב םיסומע םיקיישה .םיטחכ םג ונממ תונהיל רשפא .החורא יעבט ןפואב םיקותמ םהו ,ןוצמח ידגובב םירישע לע-תונוזמב .רכוס תפסות אלל רכוסל הקושתה תא קסרל ידכ

Milton Keynes UK
Ingram Content Group UK Ltd.
UKHW020652191023
430917UK00014B/526

9 781835 647943